Migreeni lokikirja

Jos voit selvittää, missä kipusi sijaitsee, se voi olla avain selvittämiseenmiksi sinulla on kipuja.Tämän päiväkirjan avulla voit seurata oireitasi ja löytää tehokasta apua tai päättää, tarvitsetko lääkärinhoitoa.

Migreeni lokikirja

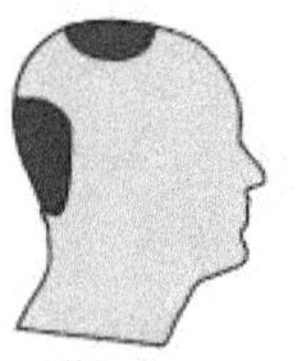

Kaula

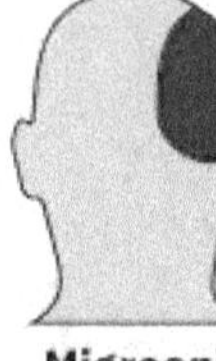

Migreeni

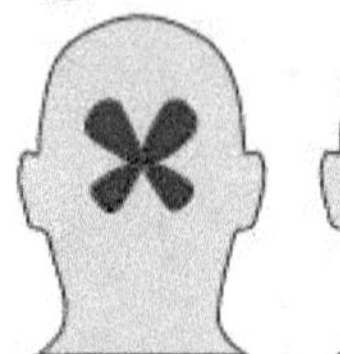

Poskiontelo

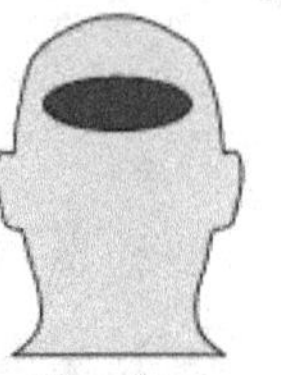

Jännitys

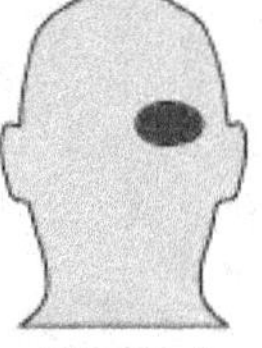

Klusteri

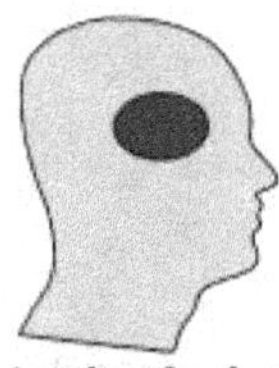

Leukanivelet

Päivämäärä: _______________　　**Aika [ ]:** _______________

☀ ☐　⛅ ☐　🌤 ☐　🌦 ☐　🌧 ☐　🌨 ☐　🌡 _______________

Kivun vakavuus

1	2	3	4	5	6	7	8	9	10

Liipaisimet

☐ Nälkä	☐ Unettomuus
☐ Kirkkaat valot	☐ Sairaus
☐ Kahvi	☐ Väsymys
☐ Stressi työssä	☐ Hajut / Tuoksut
☐ Stressi kotona	☐ Liike
☐ Väliin jääneet ateriat	☐ Silmien rasitus
☐ Ahdistus	☐ _______________

Avustustoimenpiteet

Lääkitys	
Vesi	
Nukkua	
Harjoitus	
Muut	
Muut	

Huomautukset: _______________

Migreeni lokikirja

Migreeni lokikirja

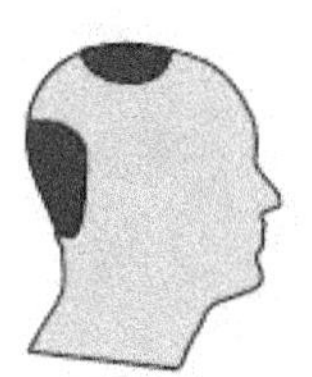
Kaula

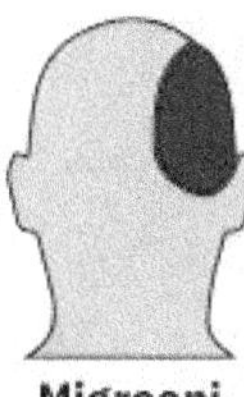
Migreeni

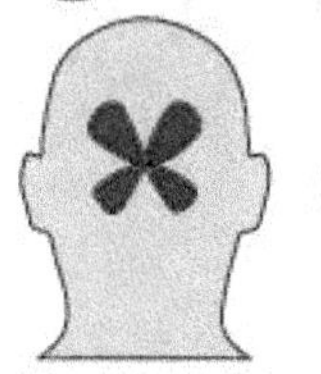
Poskiontelo

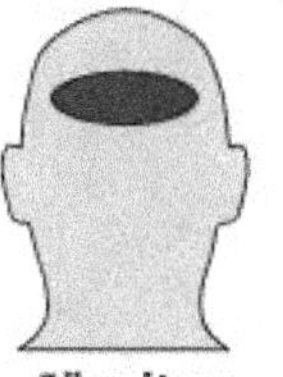
Jännitys

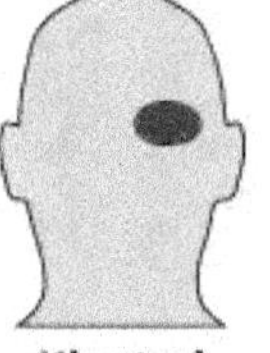
Klusteri

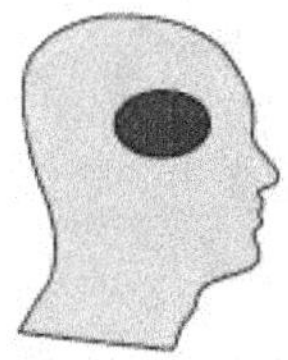
Leukanivelet

Päivämäärä: ______________ **Aika [ ]:** ______________ ______________

☐ ☐ ☐ ☐ ☐ ☐ ______________

Kivun vakavuus

1	2	3	4	5	6	7	8	9	10

Liipaisimet

☐ Nälkä	☐ Unettomuus
☐ Kirkkaat valot	☐ Sairaus
☐ Kahvi	☐ Väsymys
☐ Stressi työssä	☐ Hajut / Tuoksut
☐ Stressi kotona	☐ Liike
☐ Väliin jääneet ateriat	☐ Silmien rasitus
☐ Ahdistus	☐ ______________

Avustustoimenpiteet

Lääkitys	
Vesi	
Nukkua	
Harjoitus	
Muut	
Muut	

Huomautukset:

Migreeni lokikirja

Migreeni lokikirja

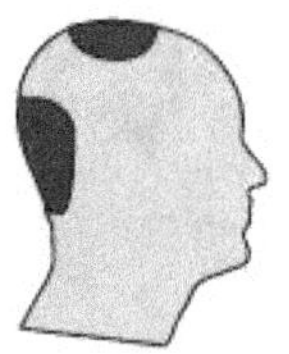 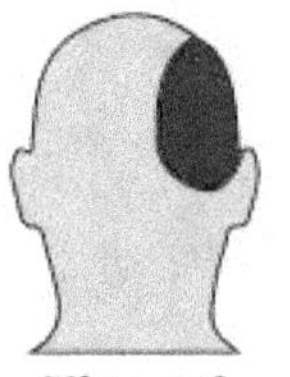 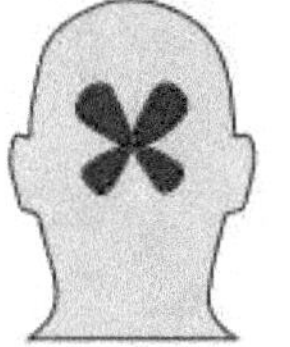 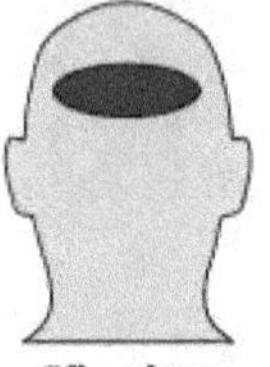 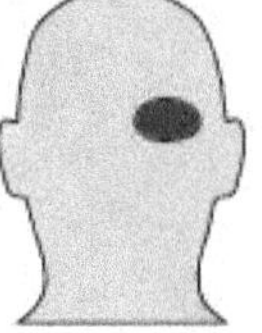 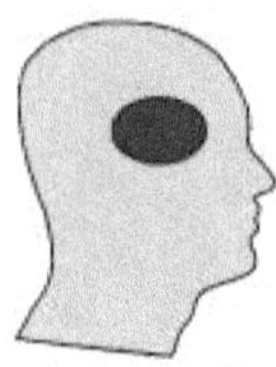

| Kaula | Migreeni | Poskiontelo | Jännitys | Klusteri | Leukanivelet |

Päivämäärä: _____________   **Aika [ ]:** _________ _________

☀ ☁ ⛅ 🌧 🌧 ❄ 🌡 _________
☐   ☐   ☐   ☐   ☐   ☐

Kivun vakavuus

1	2	3	4	5	6	7	8	9	10

Liipaisimet

☐ Nälkä		☐ Unettomuus
☐ Kirkkaat valot		☐ Sairaus
☐ Kahvi		☐ Väsymys
☐ Stressi työssä		☐ Hajut / Tuoksut
☐ Stressi kotona		☐ Liike
☐ Väliin jääneet ateriat		☐ Silmien rasitus
☐ Ahdistus		☐ _____________

Avustustoimenpiteet

Lääkitys	
Vesi	
Nukkua	
Harjoitus	
Muut	
Muut	

Huomautukset: _______________________________

Migreeni lokikirja

Migreeni lokikirja

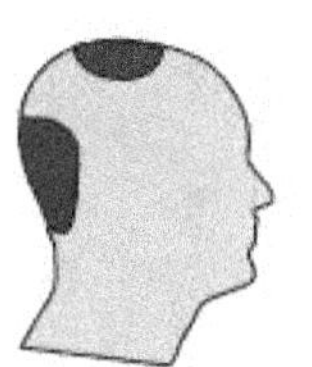
Kaula

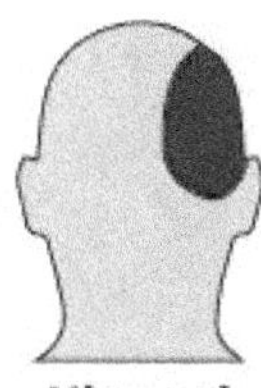
Migreeni

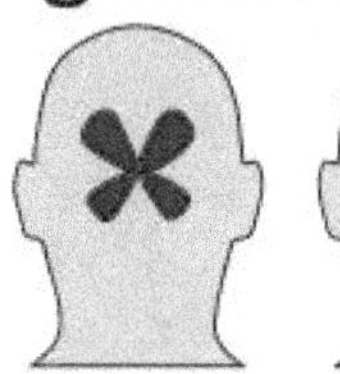
Poskiontelo

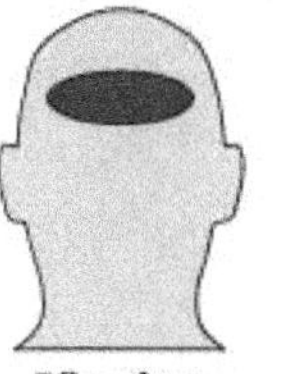
Jännitys

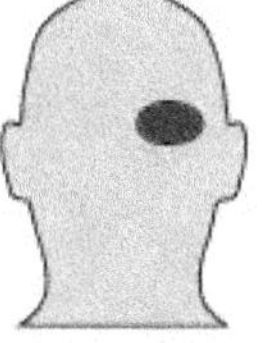
Klusteri

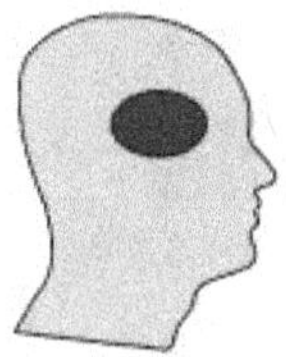
Leukanivelet

Päivämäärä: _____________ **Aika [ ]:** _____________ _____________

☐ ☐ ☐ ☐ ☐ ☐ 🌡 _____________

Kivun vakavuus

1	2	3	4	5	6	7	8	9	10

Liipaisimet

☐ Nälkä	☐ Unettomuus
☐ Kirkkaat valot	☐ Sairaus
☐ Kahvi	☐ Väsymys
☐ Stressi työssä	☐ Hajut / Tuoksut
☐ Stressi kotona	☐ Liike
☐ Väliin jääneet ateriat	☐ Silmien rasitus
☐ Ahdistus	☐ _____________

Avustustoimenpiteet

Lääkitys	
Vesi	
Nukkua	
Harjoitus	
Muut	
Muut	

Huomautukset: _______________________________

Migreeni lokikirja

Migreeni lokikirja

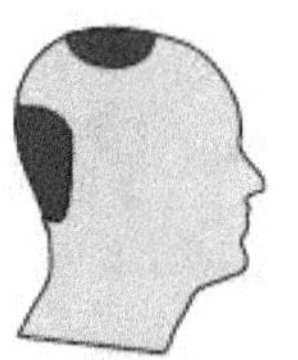 Kaula 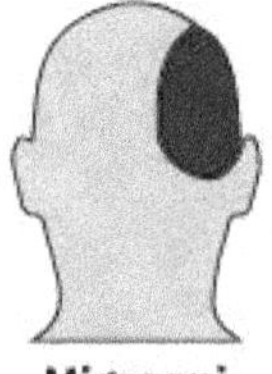 Migreeni 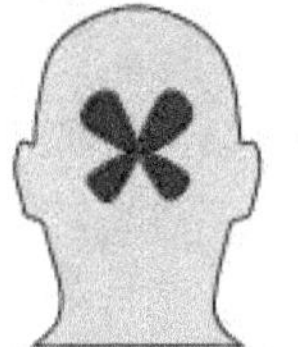 Poskiontelo 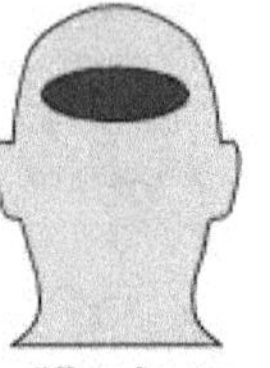 Jännitys 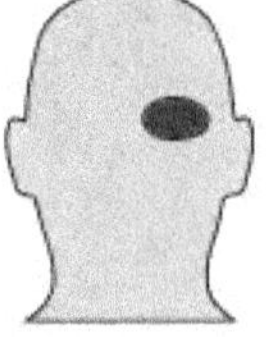 Klusteri 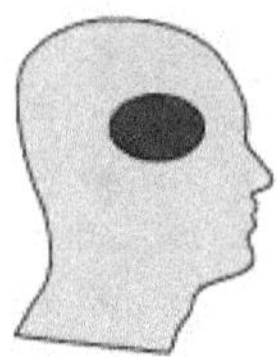 Leukanivelet

Päivämäärä: _____________ **Aika [ ]:** _____________ _____________

☐ ☐ ☐ ☐ ☐ ☐

Kivun vakavuus

1	2	3	4	5	6	7	8	9	10

Liipaisimet

☐ Nälkä	☐ Unettomuus
☐ Kirkkaat valot	☐ Sairaus
☐ Kahvi	☐ Väsymys
☐ Stressi työssä	☐ Hajut / Tuoksut
☐ Stressi kotona	☐ Liike
☐ Väliin jääneet ateriat	☐ Silmien rasitus
☐ Ahdistus	☐ _____________

Avustustoimenpiteet

Lääkitys	
Vesi	
Nukkua	
Harjoitus	
Muut	
Muut	

Huomautukset:

Migreeni lokikirja

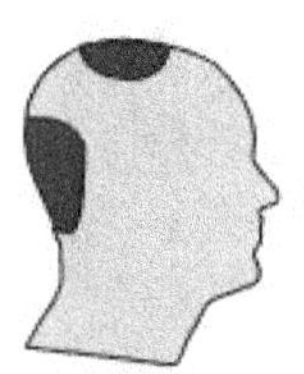
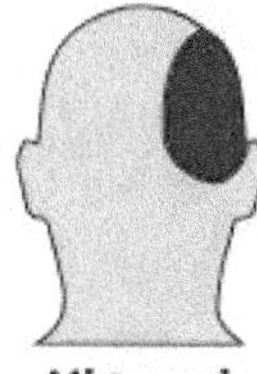
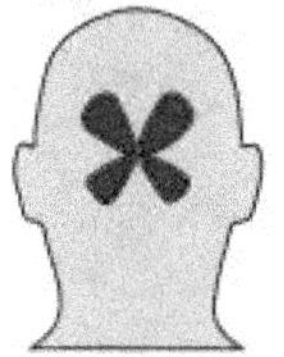
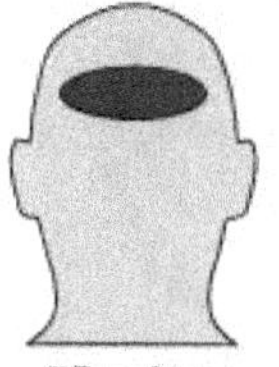
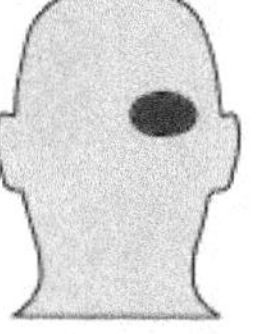
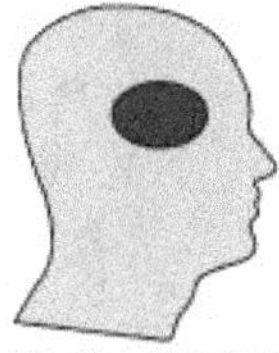

| Kaula | Migreeni | Poskiontelo | Jännitys | Klusteri | Leukanivelet |

Päivämäärä: ______________ **Aika [ ]:** ______________ ______________

☐ ☐ ☐ ☐ ☐ ☐

Kivun vakavuus

1	2	3	4	5	6	7	8	9	10

Liipaisimet

☐ Nälkä ☐ Unettomuus

☐ Kirkkaat valot ☐ Sairaus

☐ Kahvi ☐ Väsymys

☐ Stressi työssä ☐ Hajut / Tuoksut

☐ Stressi kotona ☐ Liike

☐ Väliin jääneet ateriat ☐ Silmien rasitus

☐ Ahdistus ☐ ______________

Avustustoimenpiteet

Lääkitys	
Vesi	
Nukkua	
Harjoitus	
Muut	
Muut	

Huomautukset: ______________

Migreeni lokikirja

Migreeni lokikirja

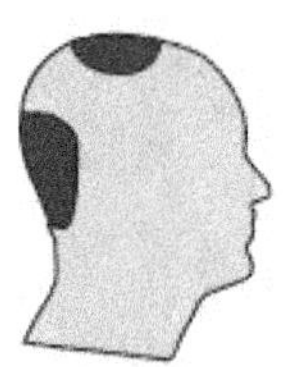
Kaula
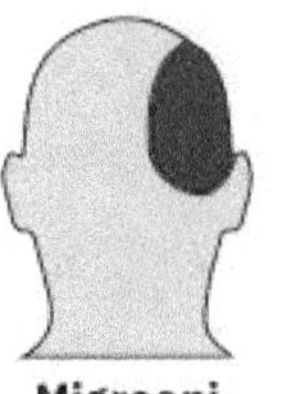
Migreeni
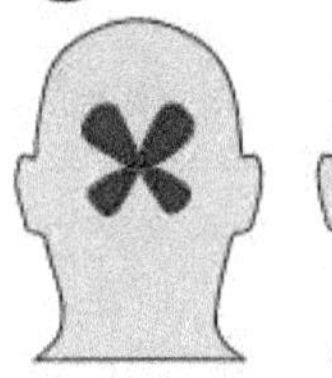
Poskiontelo
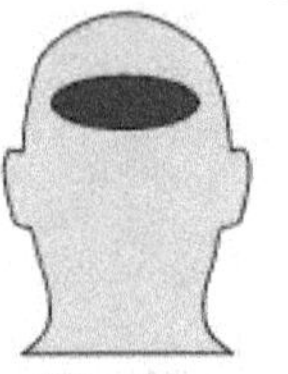
Jännitys
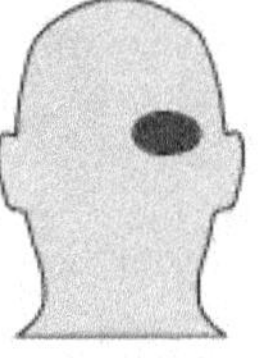
Klusteri
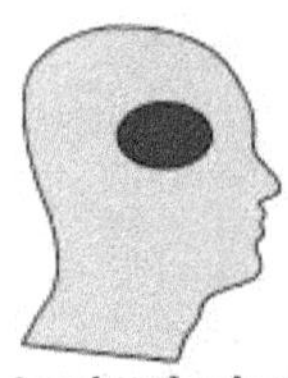
Leukanivelet

Päivämäärä: _____________   **Aika [ ]:** _____________   __________

Kivun vakavuus

1	2	3	4	5	6	7	8	9	10

Liipaisimet

☐ Nälkä	☐ Unettomuus
☐ Kirkkaat valot	☐ Sairaus
☐ Kahvi	☐ Väsymys
☐ Stressi työssä	☐ Hajut / Tuoksut
☐ Stressi kotona	☐ Liike
☐ Väliin jääneet ateriat	☐ Silmien rasitus
☐ Ahdistus	☐ __________

Avustustoimenpiteet

Lääkitys	
Vesi	
Nukkua	
Harjoitus	
Muut	
Muut	

Huomautukset:

Migreeni lokikirja

Migreeni lokikirja

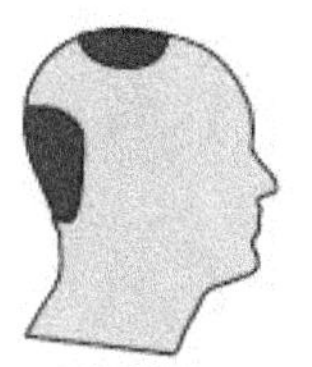

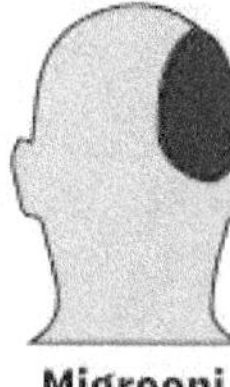

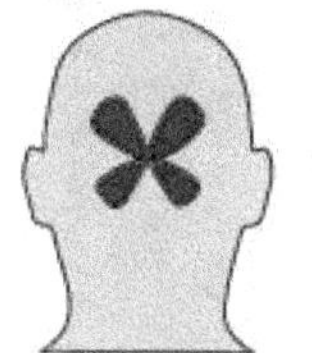

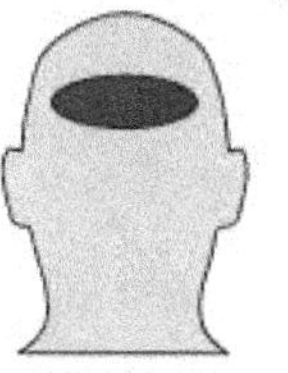

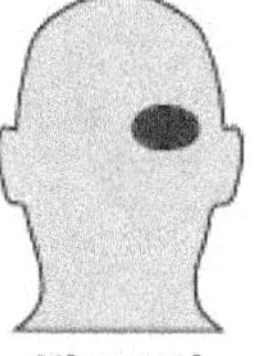

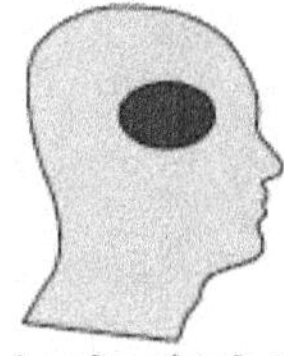

Päivämäärä: _______________ **Aika [ ]:** _______________

Kivun vakavuus

1	2	3	4	5	6	7	8	9	10

Liipaisimet

- ☐ Nälkä
- ☐ Kirkkaat valot
- ☐ Kahvi
- ☐ Stressi työssä
- ☐ Stressi kotona
- ☐ Väliin jääneet ateriat
- ☐ Ahdistus

- ☐ Unettomuus
- ☐ Sairaus
- ☐ Väsymys
- ☐ Hajut / Tuoksut
- ☐ Liike
- ☐ Silmien rasitus
- ☐ _______________

Avustustoimenpiteet

Lääkitys	
Vesi	
Nukkua	
Harjoitus	
Muut	
Muut	

Huomautukset: _______________

Migreeni lokikirja

Migreeni lokikirja

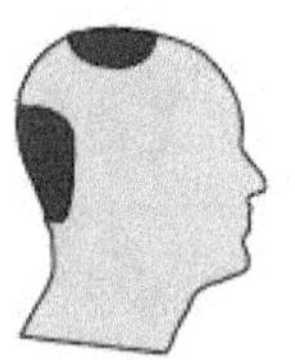 Kaula
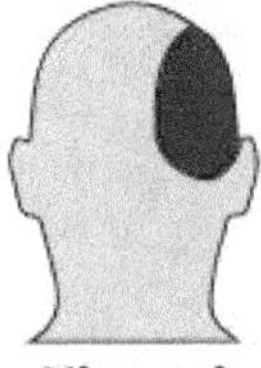 Migreeni
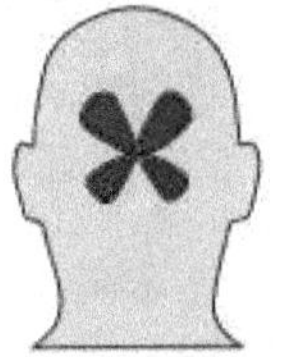 Poskiontelo
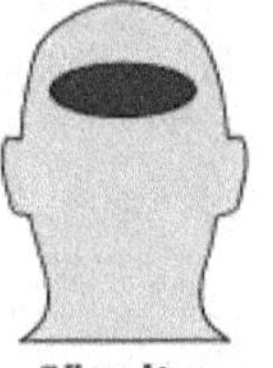 Jännitys
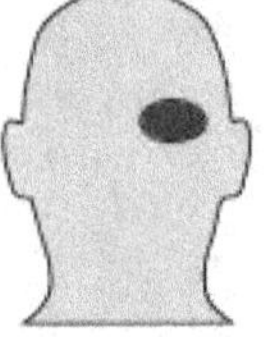 Klusteri
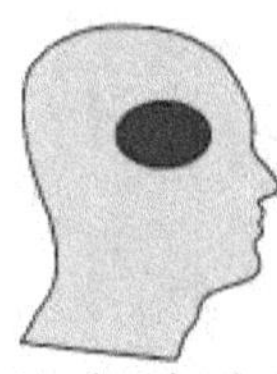 Leukanivelet

Päivämäärä: ___________   Aika [ ]: ________   ________

Kivun vakavuus

1	2	3	4	5	6	7	8	9	10

Liipaisimet

- ☐ Nälkä
- ☐ Kirkkaat valot
- ☐ Kahvi
- ☐ Stressi työssä
- ☐ Stressi kotona
- ☐ Väliin jääneet ateriat
- ☐ Ahdistus
- ☐ Unettomuus
- ☐ Sairaus
- ☐ Väsymys
- ☐ Hajut / Tuoksut
- ☐ Liike
- ☐ Silmien rasitus
- ☐ ___________

Avustustoimenpiteet

Lääkitys	
Vesi	
Nukkua	
Harjoitus	
Muut	
Muut	

Huomautukset: _______________

Migreeni lokikirja

Migreeni lokikirja

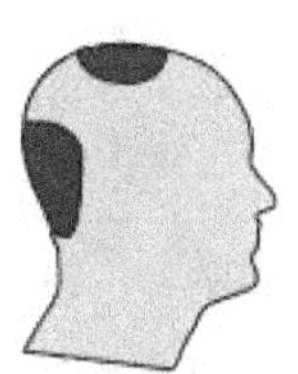
Kaula

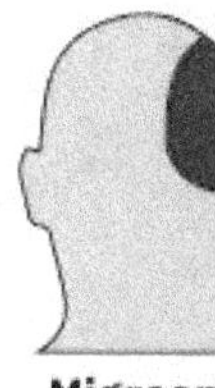
Migreeni

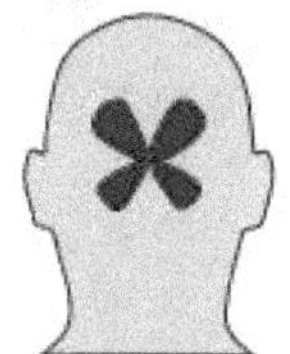
Poskiontelo

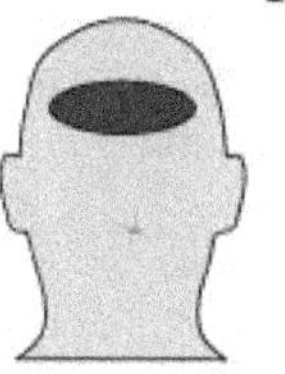
Jännitys

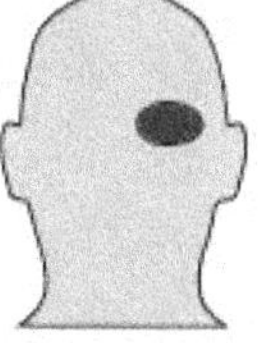
Klusteri

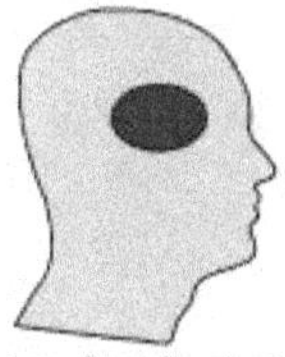
Leukanivelet

Päivämäärä: _______________ **Aika [ ]:** _______________ _______________

☀ ☐   ☁ ☐   ⛅ ☐   🌦 ☐   🌧 ☐   🌨 ☐   🌡 _______________

Kivun vakavuus

1	2	3	4	5	6	7	8	9	10

Liipaisimet

- ☐ Nälkä
- ☐ Kirkkaat valot
- ☐ Kahvi
- ☐ Stressi työssä
- ☐ Stressi kotona
- ☐ Väliin jääneet ateriat
- ☐ Ahdistus
- ☐ Unettomuus
- ☐ Sairaus
- ☐ Väsymys
- ☐ Hajut / Tuoksut
- ☐ Liike
- ☐ Silmien rasitus
- ☐ _______________

Avustustoimenpiteet

Lääkitys	
Vesi	
Nukkua	
Harjoitus	
Muut	
Muut	

Huomautukset: _______________

Migreeni lokikirja

Migreeni lokikirja

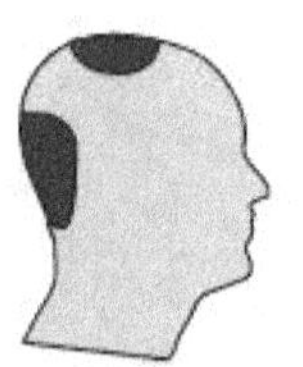 Kaula
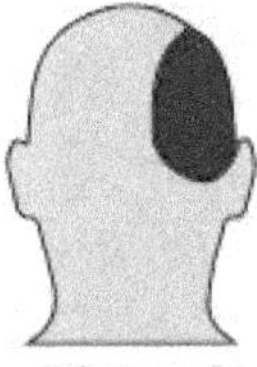 Migreeni
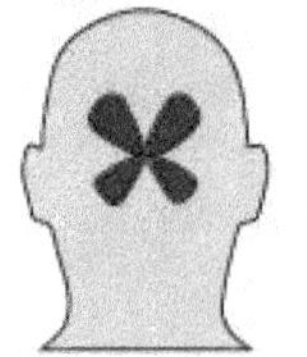 Poskiontelo
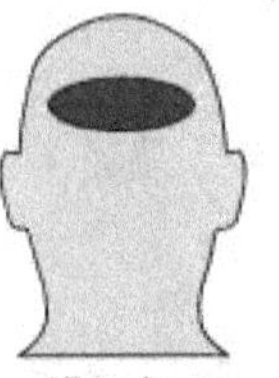 Jännitys
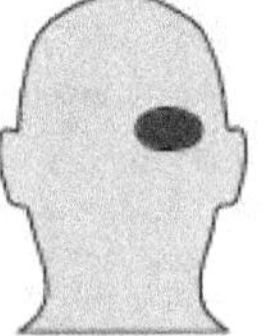 Klusteri
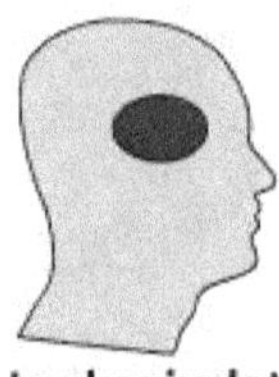 Leukanivelet

Päivämäärä: _____________   **Aika [ ]:** _____________ _____________

☐ ☐ ☐ ☐ ☐ ☐ 🌡 _______

Kivun vakavuus

1	2	3	4	5	6	7	8	9	10

Liipaisimet

☐ Nälkä   ☐ Unettomuus

☐ Kirkkaat valot   ☐ Sairaus

☐ Kahvi   ☐ Väsymys

☐ Stressi työssä   ☐ Hajut / Tuoksut

☐ Stressi kotona   ☐ Liike

☐ Väliin jääneet ateriat   ☐ Silmien rasitus

☐ Ahdistus   ☐ _______________

Avustustoimenpiteet

Lääkitys	
Vesi	
Nukkua	
Harjoitus	
Muut	
Muut	

Huomautukset: _______________________________

Migreeni lokikirja

Migreeni lokikirja

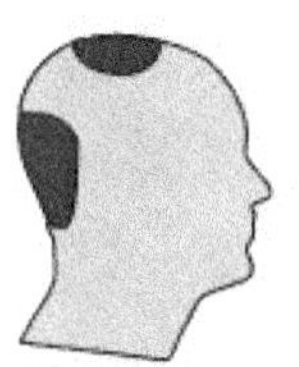
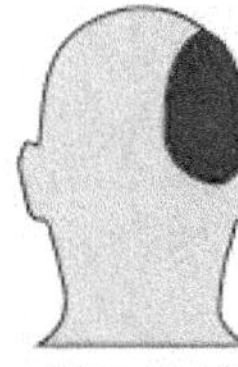
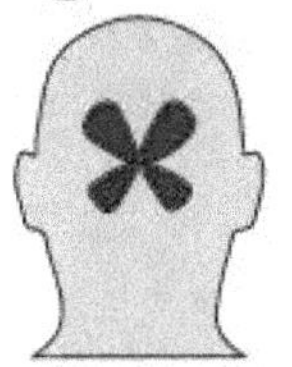
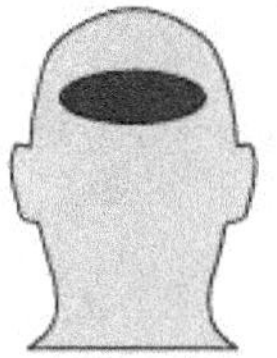
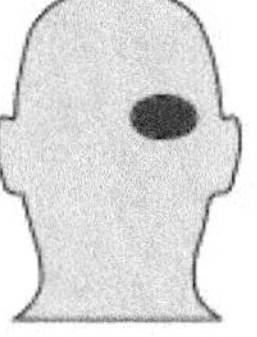
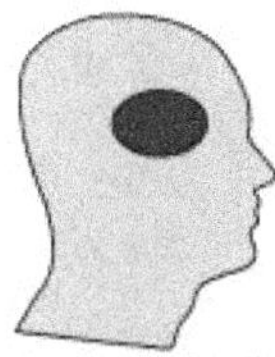

| Kaula | Migreeni | Poskiontelo | Jännitys | Klusteri | Leukanivelet |

Päivämäärä: _____________ **Aika [ ]:** _________ _________

☐   ☐   ☐   ☐   ☐   ☐   🌡 _______

Kivun vakavuus

1	2	3	4	5	6	7	8	9	10

Liipaisimet

☐ Nälkä		☐ Unettomuus
☐ Kirkkaat valot		☐ Sairaus
☐ Kahvi		☐ Väsymys
☐ Stressi työssä		☐ Hajut / Tuoksut
☐ Stressi kotona		☐ Liike
☐ Väliin jääneet ateriat		☐ Silmien rasitus
☐ Ahdistus		☐ _____________

Avustustoimenpiteet

Lääkitys	
Vesi	
Nukkua	
Harjoitus	
Muut	
Muut	

Huomautukset: _______________________________________

Migreeni lokikirja

Migreeni lokikirja

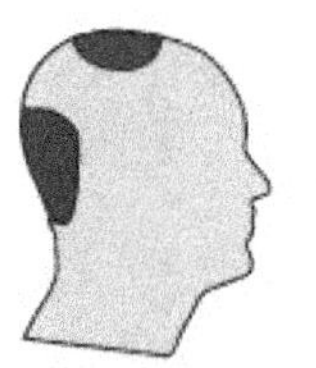

Kaula

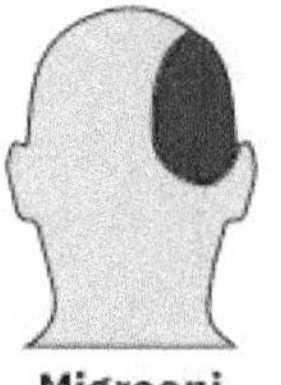

Migreeni

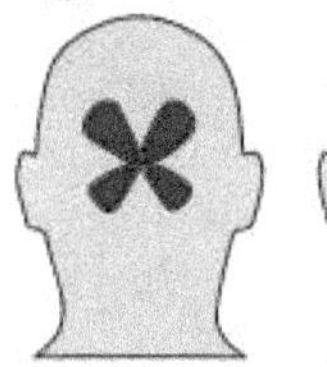

Poskiontelo

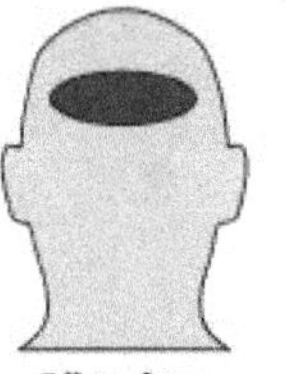

Jännitys

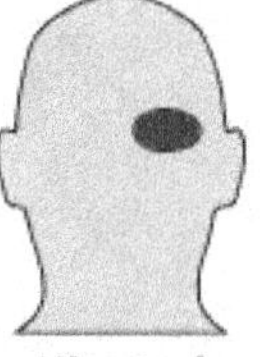

Klusteri

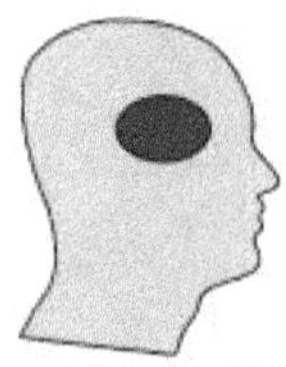

Leukanivelet

Päivämäärä: _______________   **Aika [ ]:** _______________ _______________

☀ ☐   ⛅ ☐   🌤 ☐   🌦 ☐   🌧 ☐   🌨 ☐   🌡 _______________

Kivun vakavuus

1	2	3	4	5	6	7	8	9	10

Liipaisimet

☐ Nälkä		☐ Unettomuus	
☐ Kirkkaat valot		☐ Sairaus	
☐ Kahvi		☐ Väsymys	
☐ Stressi työssä		☐ Hajut / Tuoksut	
☐ Stressi kotona		☐ Liike	
☐ Väliin jääneet ateriat		☐ Silmien rasitus	
☐ Ahdistus		☐ _______________	

Avustustoimenpiteet

Lääkitys	
Vesi	
Nukkua	
Harjoitus	
Muut	
Muut	

Huomautukset: _______________

Migreeni lokikirja

Migreeni lokikirja

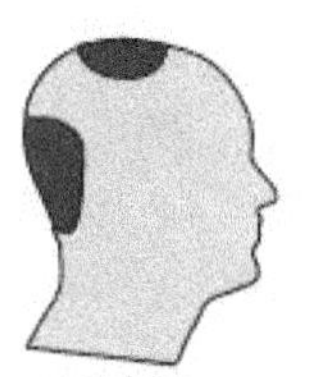 Kaula
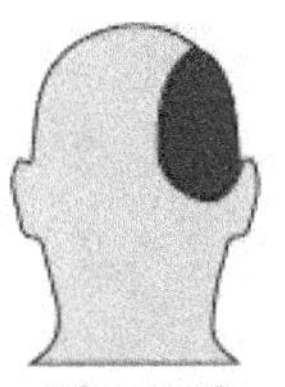 Migreeni
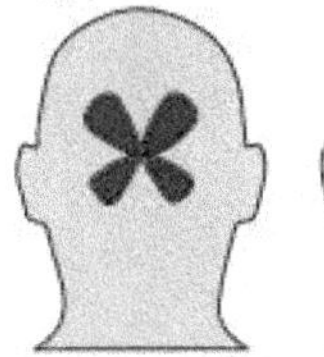 Poskiontelo
Jännitys
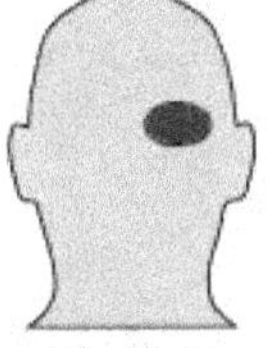 Klusteri
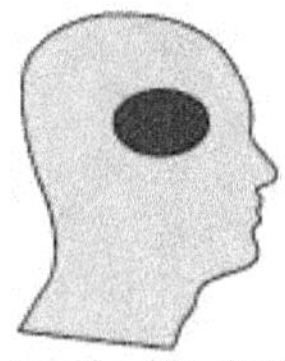 Leukanivelet

Päivämäärä: ___________   **Aika [ ]:** ___________ ___________

☐ ☐ ☐ ☐ ☐ ☐ 🌡 ___________

Kivun vakavuus

1	2	3	4	5	6	7	8	9	10

Liipaisimet

☐ Nälkä	☐ Unettomuus
☐ Kirkkaat valot	☐ Sairaus
☐ Kahvi	☐ Väsymys
☐ Stressi työssä	☐ Hajut / Tuoksut
☐ Stressi kotona	☐ Liike
☐ Väliin jääneet ateriat	☐ Silmien rasitus
☐ Ahdistus	☐ ___________

Avustustoimenpiteet

Lääkitys	
Vesi	
Nukkua	
Harjoitus	
Muut	
Muut	

Huomautukset:

Migreeni lokikirja

Migreeni lokikirja

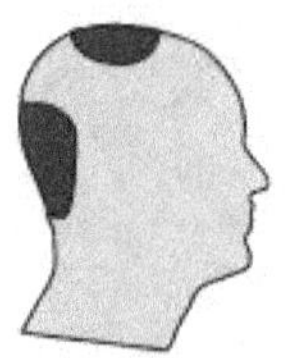 Kaula

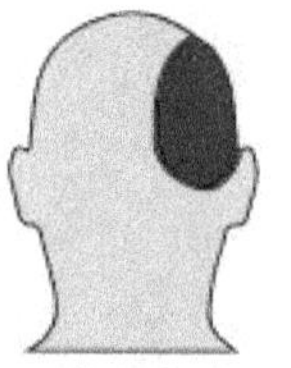 Migreeni

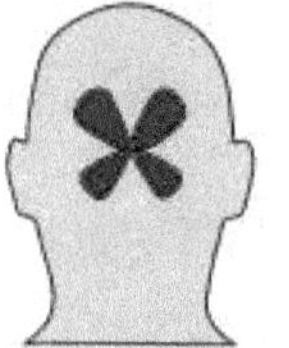 Poskiontelo

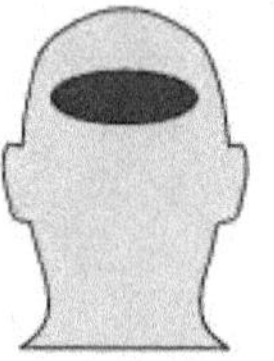 Jännitys

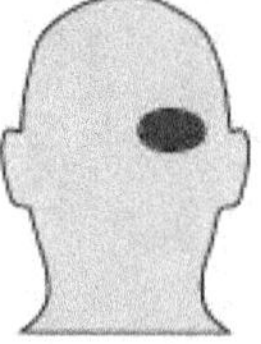 Klusteri

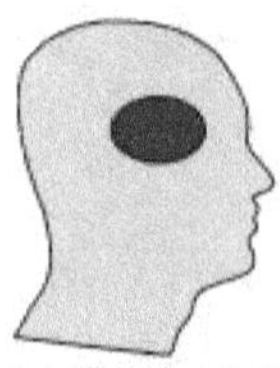 Leukanivelet

Päivämäärä: ______________   **Aika [ ]:** ______________ ______________

☐ ☐ ☐ ☐ ☐ ☐

Kivun vakavuus

1	2	3	4	5	6	7	8	9	10

Liipaisimet

☐ Nälkä   ☐ Unettomuus

☐ Kirkkaat valot   ☐ Sairaus

☐ Kahvi   ☐ Väsymys

☐ Stressi työssä   ☐ Hajut / Tuoksut

☐ Stressi kotona   ☐ Liike

☐ Väliin jääneet ateriat   ☐ Silmien rasitus

☐ Ahdistus   ☐ ______________

Avustustoimenpiteet

Lääkitys	
Vesi	
Nukkua	
Harjoitus	
Muut	
Muut	

Huomautukset: ______________

Migreeni lokikirja

Migreeni lokikirja

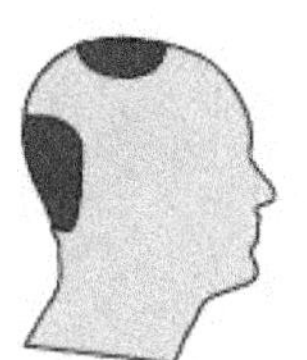 Kaula
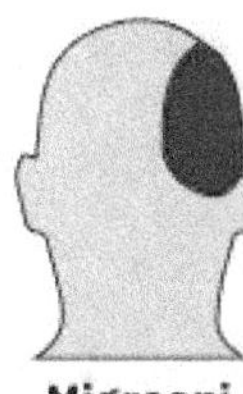 Migreeni
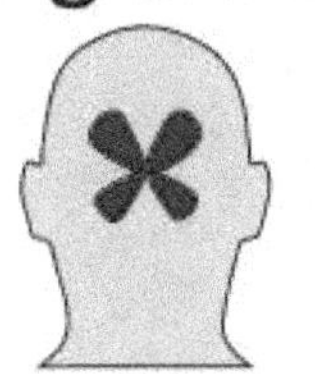 Poskiontelo
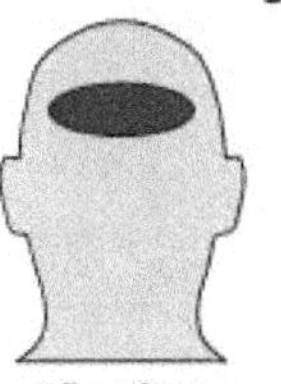 Jännitys
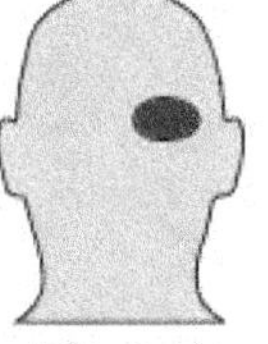 Klusteri
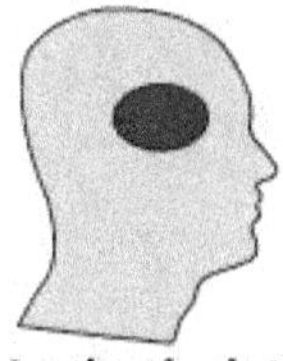 Leukanivelet

Päivämäärä: ___________   **Aika [ ]:** ___________   ___________

☐   ☐   ☐   ☐   ☐   ☐   🌡 ___________

Kivun vakavuus

1	2	3	4	5	6	7	8	9	10

Liipaisimet

☐ Nälkä   ☐ Unettomuus

☐ Kirkkaat valot   ☐ Sairaus

☐ Kahvi   ☐ Väsymys

☐ Stressi työssä   ☐ Hajut / Tuoksut

☐ Stressi kotona   ☐ Liike

☐ Väliin jääneet ateriat   ☐ Silmien rasitus

☐ Ahdistus   ☐ ___________

Avustustoimenpiteet

Lääkitys	
Vesi	
Nukkua	
Harjoitus	
Muut	
Muut	

Huomautukset: ___________

Migreeni lokikirja

Migreeni lokikirja

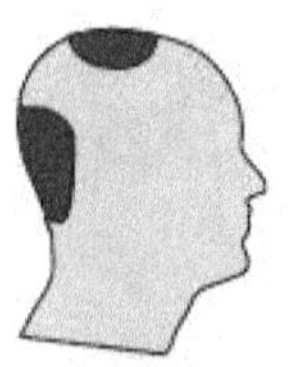 Kaula
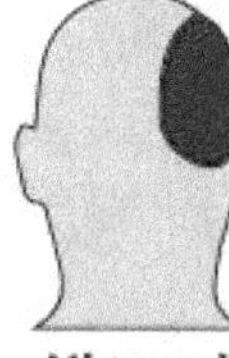 Migreeni
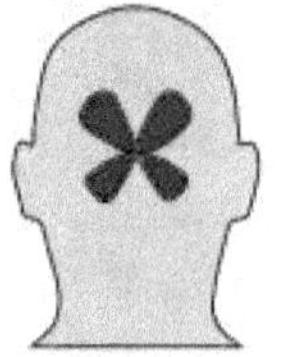 Poskiontelo
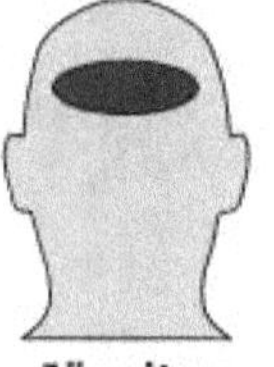 Jännitys
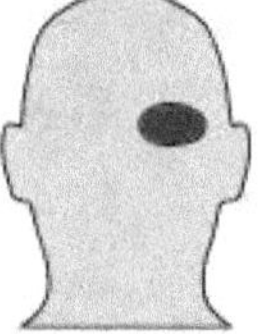 Klusteri
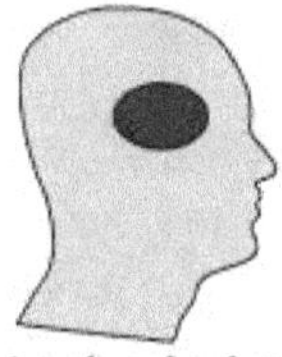 Leukanivelet

Päivämäärä: ___________   **Aika [ ]:** ___________ ___________

☐ ☐ ☐ ☐ ☐ ☐

Kivun vakavuus

1	2	3	4	5	6	7	8	9	10

Liipaisimet

☐ Nälkä   ☐ Unettomuus

☐ Kirkkaat valot   ☐ Sairaus

☐ Kahvi   ☐ Väsymys

☐ Stressi työssä   ☐ Hajut / Tuoksut

☐ Stressi kotona   ☐ Liike

☐ Väliin jääneet ateriat   ☐ Silmien rasitus

☐ Ahdistus   ☐ _______________

Avustustoimenpiteet

Lääkitys	
Vesi	
Nukkua	
Harjoitus	
Muut	
Muut	

Huomautukset:

Migreeni lokikirja

Migreeni lokikirja

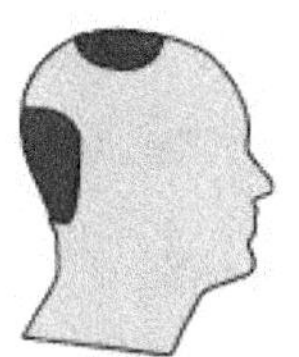 Kaula

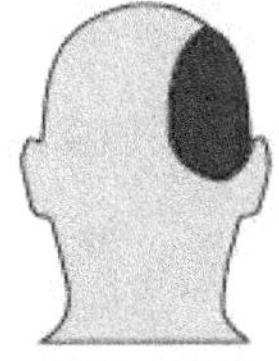 Migreeni

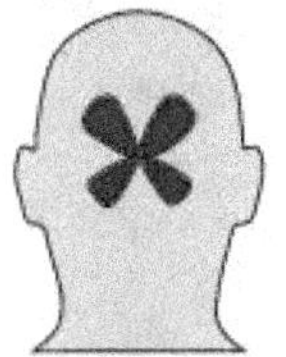 Poskiontelo

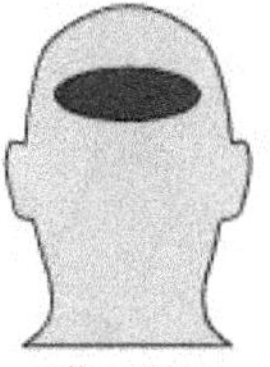 Jännitys

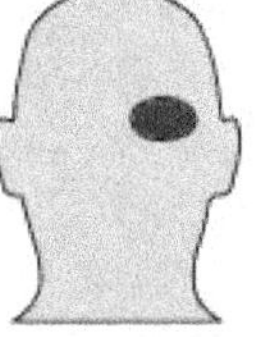 Klusteri

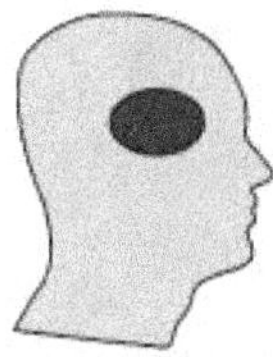 Leukanivelet

Päivämäärä: _______________   **Aika [ ]:** _______________

☐   ☐   ☐   ☐   ☐   ☐   🌡 _______

Kivun vakavuus

1	2	3	4	5	6	7	8	9	10

Liipaisimet

☐ Nälkä	☐ Unettomuus
☐ Kirkkaat valot	☐ Sairaus
☐ Kahvi	☐ Väsymys
☐ Stressi työssä	☐ Hajut / Tuoksut
☐ Stressi kotona	☐ Liike
☐ Väliin jääneet ateriat	☐ Silmien rasitus
☐ Ahdistus	☐ _______________

Avustustoimenpiteet

Lääkitys	
Vesi	
Nukkua	
Harjoitus	
Muut	
Muut	

Huomautukset: _______________

Migreeni lokikirja

Migreeni lokikirja

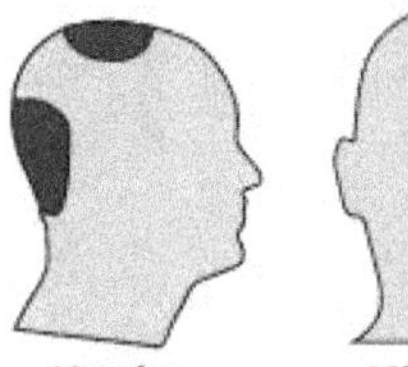
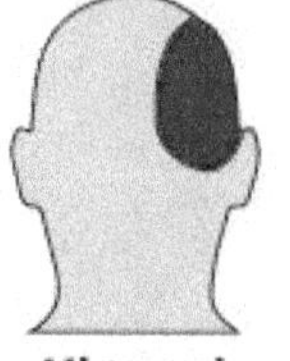
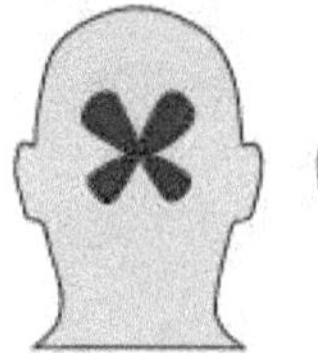
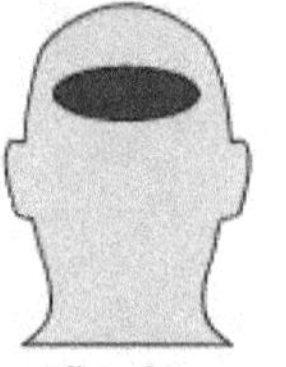
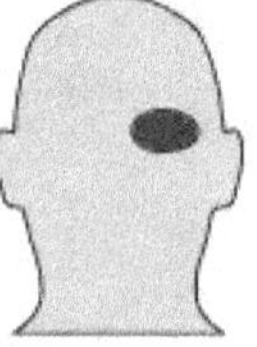
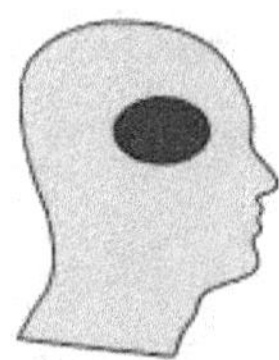

Kaula	Migreeni	Poskiontelo	Jännitys	Klusteri	Leukanivelet

Päivämäärä: ______________   **Aika [ ]:** __________   __________

☀ ☁ ☁ ☁ ☁ ☁ 🌡 ______

☐   ☐   ☐   ☐   ☐   ☐

Kivun vakavuus

1	2	3	4	5	6	7	8	9	10

Liipaisimet

☐ Nälkä	☐ Unettomuus
☐ Kirkkaat valot	☐ Sairaus
☐ Kahvi	☐ Väsymys
☐ Stressi työssä	☐ Hajut / Tuoksut
☐ Stressi kotona	☐ Liike
☐ Väliin jääneet ateriat	☐ Silmien rasitus
☐ Ahdistus	☐ ____________

Avustustoimenpiteet

Lääkitys	
Vesi	
Nukkua	
Harjoitus	
Muut	
Muut	

Huomautukset:

Migreeni lokikirja

Migreeni lokikirja

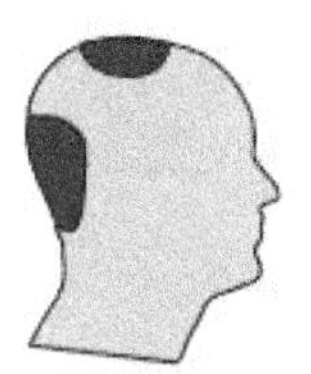
Kaula

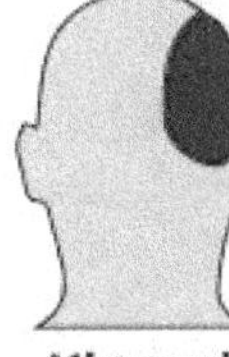
Migreeni

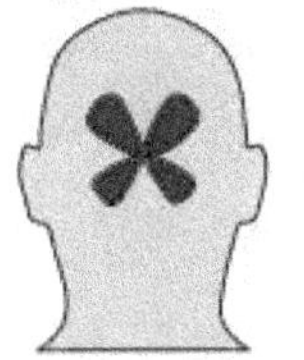
Poskiontelo

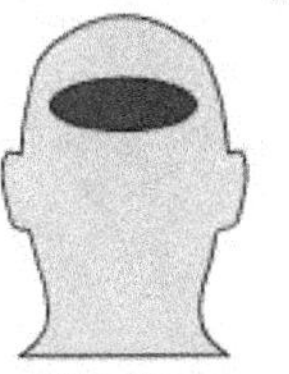
Jännitys

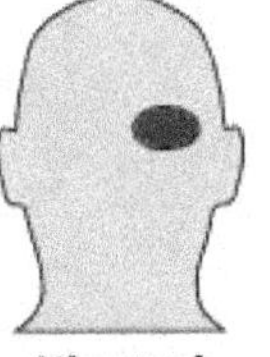
Klusteri

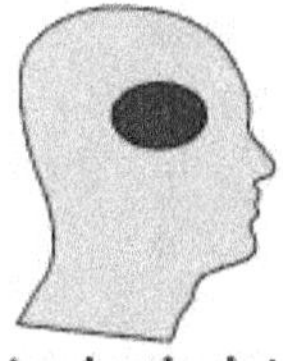
Leukanivelet

Päivämäärä: _______________ Aika [ ]: _______________

☐ ☐ ☐ ☐ ☐ ☐ 🌡 _______

Kivun vakavuus

1	2	3	4	5	6	7	8	9	10

Liipaisimet

☐ Nälkä		☐ Unettomuus
☐ Kirkkaat valot		☐ Sairaus
☐ Kahvi		☐ Väsymys
☐ Stressi työssä		☐ Hajut / Tuoksut
☐ Stressi kotona		☐ Liike
☐ Väliin jääneet ateriat		☐ Silmien rasitus
☐ Ahdistus		☐ _______________

Avustustoimenpiteet

Lääkitys	
Vesi	
Nukkua	
Harjoitus	
Muut	
Muut	

Huomautukset: _______________

Migreeni lokikirja

Migreeni lokikirja

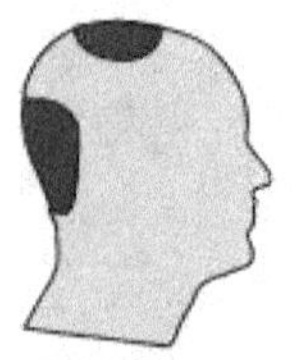
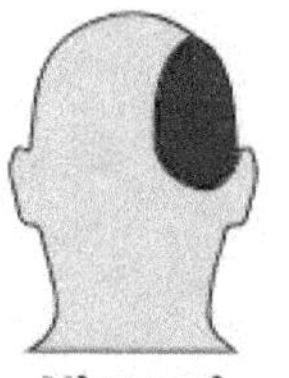
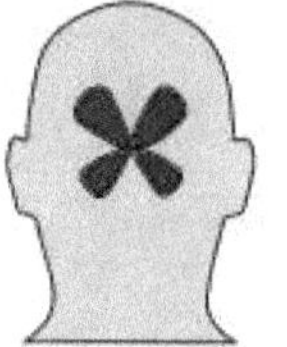
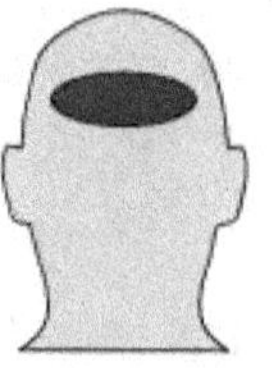
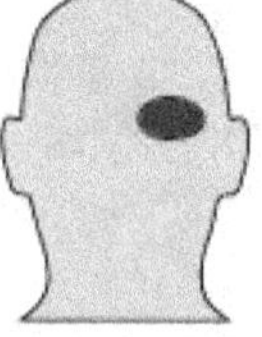
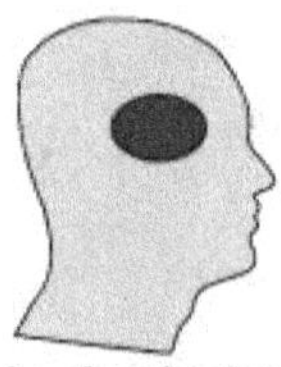

Kaula Migreeni Poskiontelo Jännitys Klusteri Leukanivelet

Päivämäärä: _______________ **Aika [ ]:** _______________ _______________

☐ ☐ ☐ ☐ ☐ ☐

Kivun vakavuus

1	2	3	4	5	6	7	8	9	10

Liipaisimet

☐ Nälkä   ☐ Unettomuus

☐ Kirkkaat valot   ☐ Sairaus

☐ Kahvi   ☐ Väsymys

☐ Stressi työssä   ☐ Hajut / Tuoksut

☐ Stressi kotona   ☐ Liike

☐ Väliin jääneet ateriat   ☐ Silmien rasitus

☐ Ahdistus   ☐ _______________

Avustustoimenpiteet

Lääkitys	
Vesi	
Nukkua	
Harjoitus	
Muut	
Muut	

Huomautukset: _______________

Migreeni lokikirja

Migreeni lokikirja

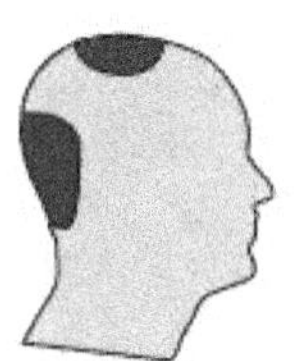

Kaula

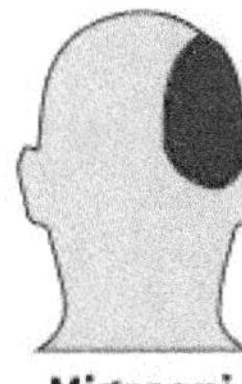

Migreeni

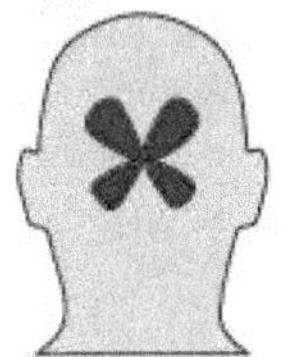

Poskiontelo

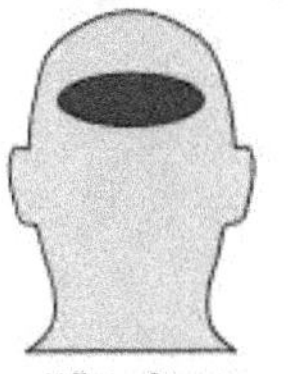

Jännitys

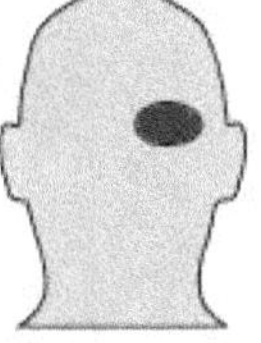

Klusteri

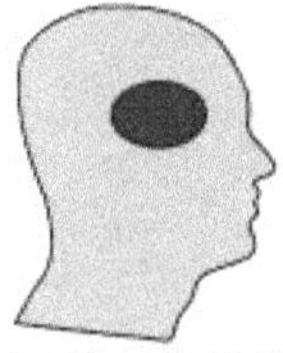

Leukanivelet

Päivämäärä: _____________   **Aika [ ]:** _____________

☐   ☐   ☐   ☐   ☐   ☐   🌡 _____________

Kivun vakavuus

1	2	3	4	5	6	7	8	9	10

Liipaisimet

☐ Nälkä	☐ Unettomuus
☐ Kirkkaat valot	☐ Sairaus
☐ Kahvi	☐ Väsymys
☐ Stressi työssä	☐ Hajut / Tuoksut
☐ Stressi kotona	☐ Liike
☐ Väliin jääneet ateriat	☐ Silmien rasitus
☐ Ahdistus	☐ _____________

Avustustoimenpiteet

Lääkitys	
Vesi	
Nukkua	
Harjoitus	
Muut	
Muut	

Huomautukset: _____________

Migreeni lokikirja

Migreeni lokikirja

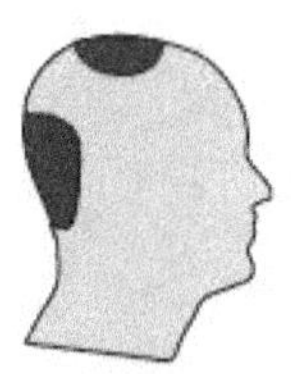 Kaula 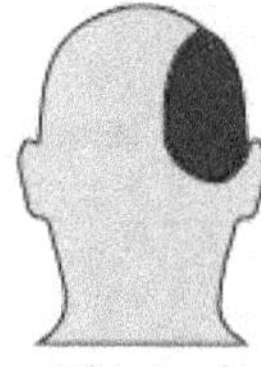 Migreeni 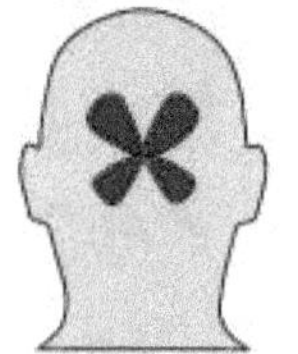 Poskiontelo 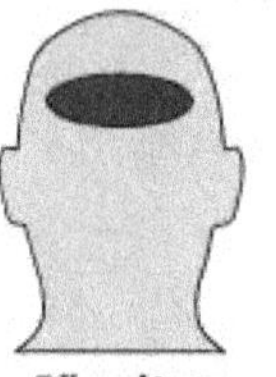 Jännitys 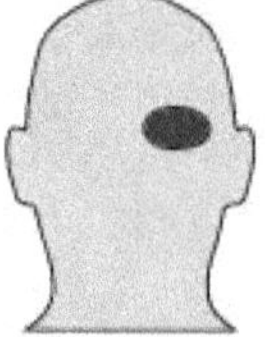 Klusteri 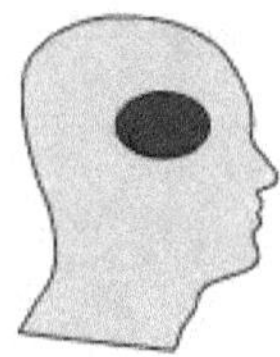 Leukanivelet

Päivämäärä: _____________ **Aika [ ]:** _____________ _____________

☐ ☐ ☐ ☐ ☐ ☐ 🌡 _________

Kivun vakavuus

| 1 | 2 | 3 | 4 | 5 | 6 | 7 | 8 | 9 | 10 |

Liipaisimet

☐ Nälkä ☐ Unettomuus

☐ Kirkkaat valot ☐ Sairaus

☐ Kahvi ☐ Väsymys

☐ Stressi työssä ☐ Hajut / Tuoksut

☐ Stressi kotona ☐ Liike

☐ Väliin jääneet ateriat ☐ Silmien rasitus

☐ Ahdistus ☐ _____________

Avustustoimenpiteet

Lääkitys	
Vesi	
Nukkua	
Harjoitus	
Muut	
Muut	

Huomautukset: _____________

Migreeni lokikirja

Migreeni lokikirja

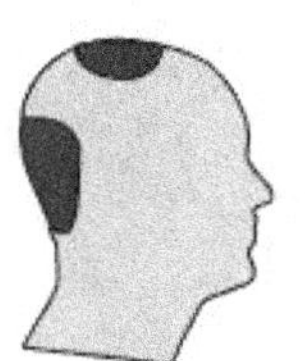 Kaula 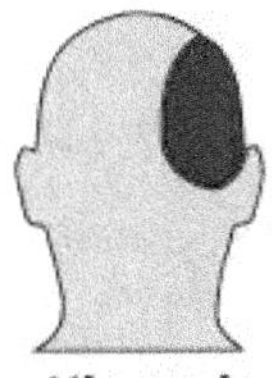 Migreeni 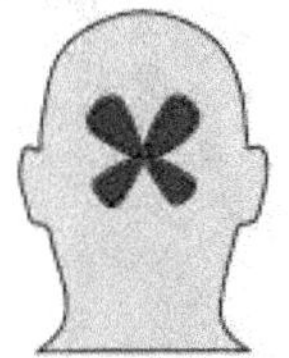 Poskiontelo 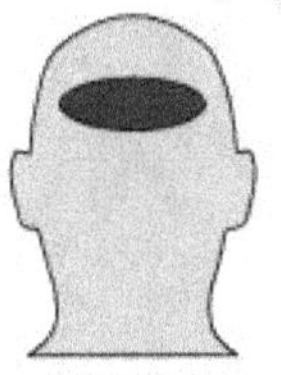 Jännitys 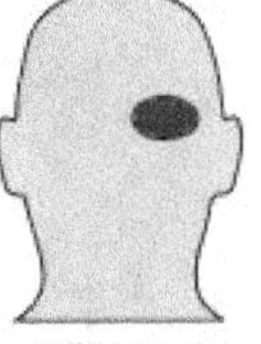 Klusteri 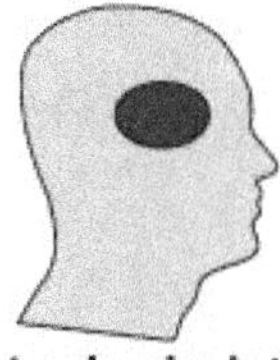 Leukanivelet

Päivämäärä: _____________ Aika [ ]: _______ _______

☐ ☐ ☐ ☐ ☐ ☐ 🌡 _______

Kivun vakavuus

1	2	3	4	5	6	7	8	9	10

Liipaisimet

☐ Nälkä		☐ Unettomuus
☐ Kirkkaat valot		☐ Sairaus
☐ Kahvi		☐ Väsymys
☐ Stressi työssä		☐ Hajut / Tuoksut
☐ Stressi kotona		☐ Liike
☐ Väliin jääneet ateriat		☐ Silmien rasitus
☐ Ahdistus		☐ _____________

Avustustoimenpiteet

Lääkitys	
Vesi	
Nukkua	
Harjoitus	
Muut	
Muut	

Huomautukset: _______________________________

Migreeni lokikirja

Migreeni lokikirja

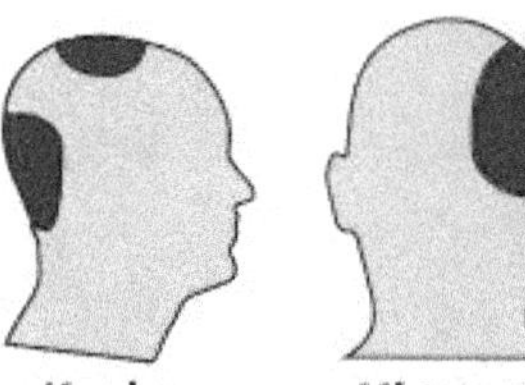 Kaula
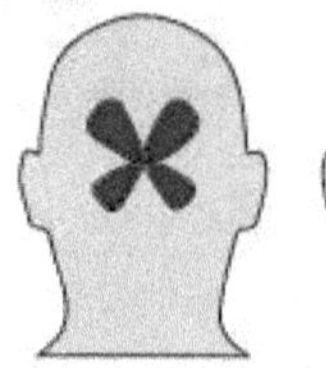 Migreeni
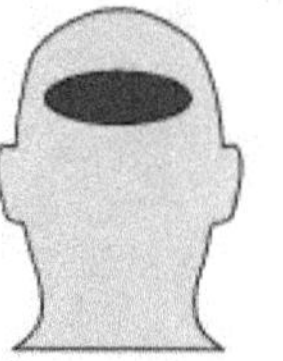 Poskiontelo
Jännitys
Klusteri
Leukanivelet

Päivämäärä: _______________   **Aika [ ]:** _______________

☐   ☐   ☐   ☐   ☐   ☐   🌡 _______

Kivun vakavuus

1	2	3	4	5	6	7	8	9	10

Liipaisimet

☐ Nälkä	☐ Unettomuus
☐ Kirkkaat valot	☐ Sairaus
☐ Kahvi	☐ Väsymys
☐ Stressi työssä	☐ Hajut / Tuoksut
☐ Stressi kotona	☐ Liike
☐ Väliin jääneet ateriat	☐ Silmien rasitus
☐ Ahdistus	☐ _______________

Avustustoimenpiteet

Lääkitys	
Vesi	
Nukkua	
Harjoitus	
Muut	
Muut	

Huomautukset: _______________

Migreeni lokikirja

Migreeni lokikirja

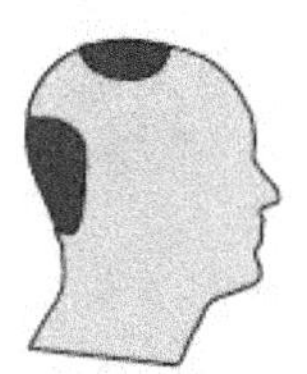
Kaula

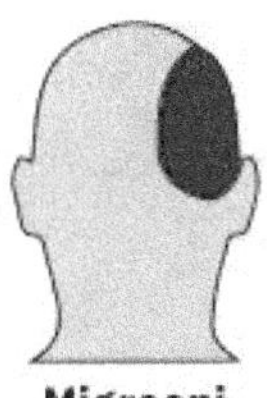
Migreeni

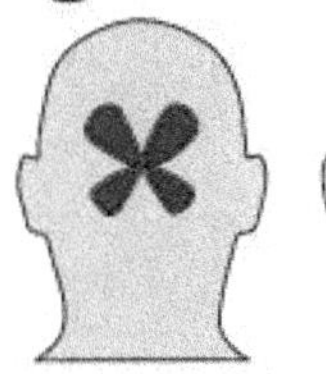
Poskiontelo

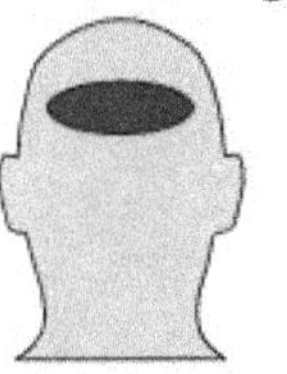
Jännitys

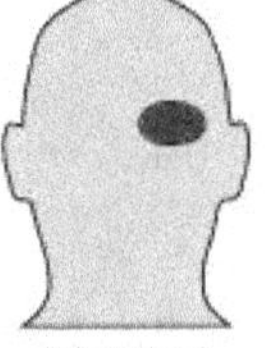
Klusteri

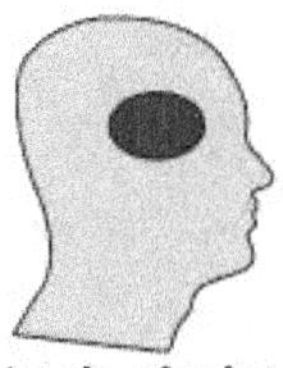
Leukanivelet

Päivämäärä: _______________   **Aika [ ]:** _______________ _______________

☐   ☐   ☐   ☐   ☐   ☐   🌡 _______________

Kivun vakavuus

1	2	3	4	5	6	7	8	9	10

Liipaisimet

☐ Nälkä		☐ Unettomuus	
☐ Kirkkaat valot		☐ Sairaus	
☐ Kahvi		☐ Väsymys	
☐ Stressi työssä		☐ Hajut / Tuoksut	
☐ Stressi kotona		☐ Liike	
☐ Väliin jääneet ateriat		☐ Silmien rasitus	
☐ Ahdistus		☐ _______________	

Avustustoimenpiteet

Lääkitys	
Vesi	
Nukkua	
Harjoitus	
Muut	
Muut	

Huomautukset: _______________

Migreeni lokikirja

Migreeni lokikirja

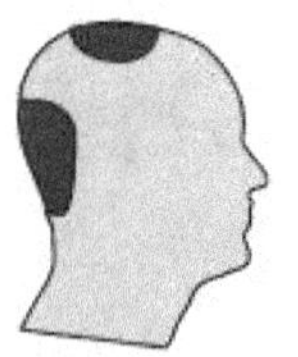 Kaula
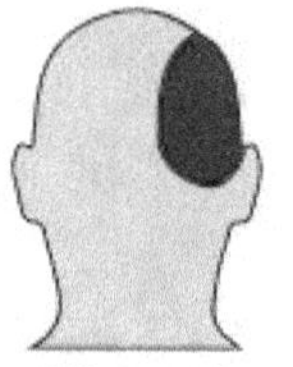 Migreeni
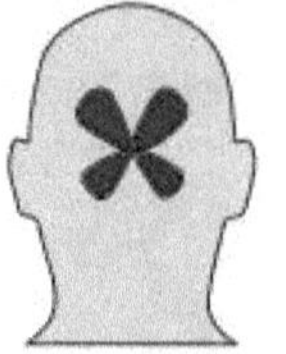 Poskiontelo
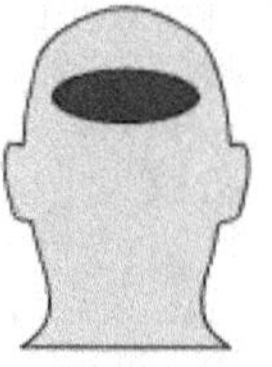 Jännitys
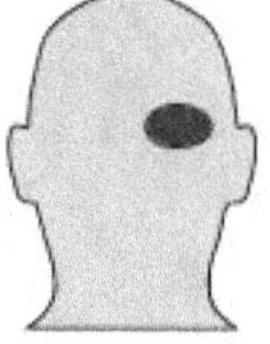 Klusteri
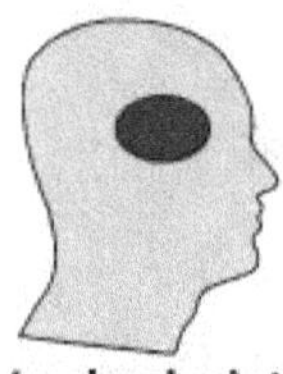 Leukanivelet

Päivämäärä: _____________   **Aika [ ]:** _____________

☐ ☐ ☐ ☐ ☐ ☐   🌡 _______

Kivun vakavuus

1	2	3	4	5	6	7	8	9	10

Liipaisimet

☐ Nälkä   ☐ Unettomuus

☐ Kirkkaat valot   ☐ Sairaus

☐ Kahvi   ☐ Väsymys

☐ Stressi työssä   ☐ Hajut / Tuoksut

☐ Stressi kotona   ☐ Liike

☐ Väliin jääneet ateriat   ☐ Silmien rasitus

☐ Ahdistus   ☐ _____________

Avustustoimenpiteet

Lääkitys	
Vesi	
Nukkua	
Harjoitus	
Muut	
Muut	

Huomautukset:

Migreeni lokikirja

Migreeni lokikirja

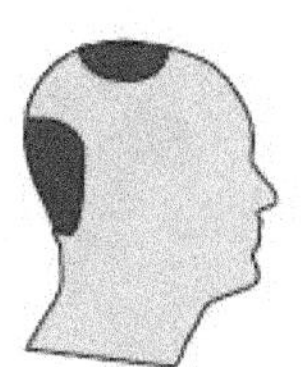

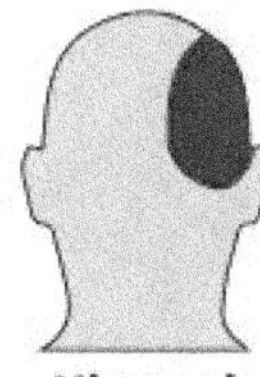

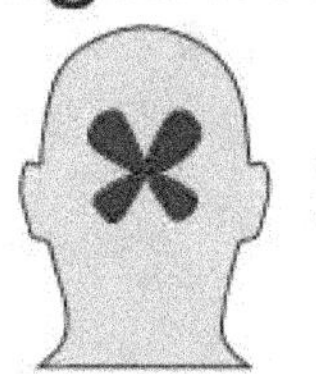

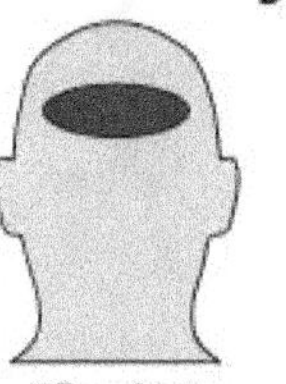

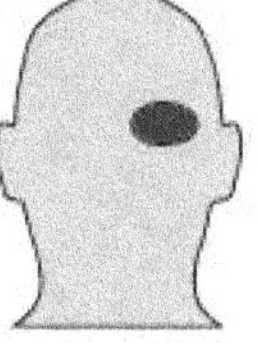

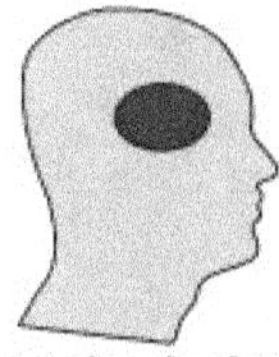

Päivämäärä: _______________   **Aika [ ]:** _______________ _______________

Kivun vakavuus

1	2	3	4	5	6	7	8	9	10

Liipaisimet

- ☐ Nälkä
- ☐ Kirkkaat valot
- ☐ Kahvi
- ☐ Stressi työssä
- ☐ Stressi kotona
- ☐ Väliin jääneet ateriat
- ☐ Ahdistus

- ☐ Unettomuus
- ☐ Sairaus
- ☐ Väsymys
- ☐ Hajut / Tuoksut
- ☐ Liike
- ☐ Silmien rasitus
- ☐ _______________

Avustustoimenpiteet

Lääkitys	
Vesi	
Nukkua	
Harjoitus	
Muut	
Muut	

Huomautukset: _______________

Migreeni lokikirja

Migreeni lokikirja

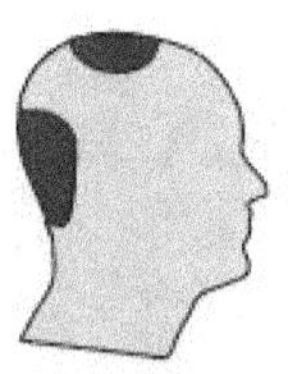

Kaula

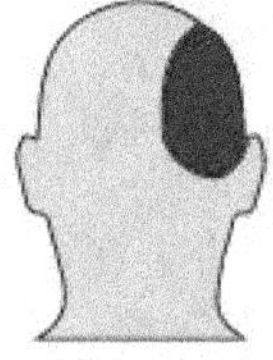

Migreeni

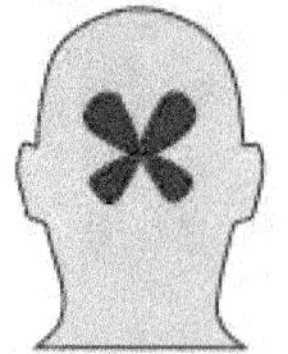

Poskiontelo

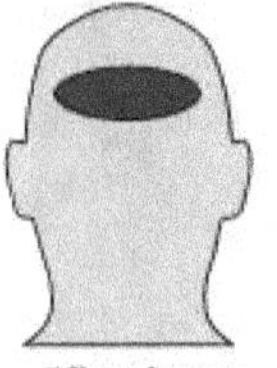

Jännitys

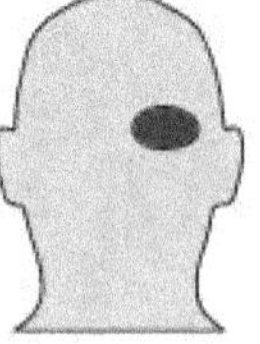

Klusteri

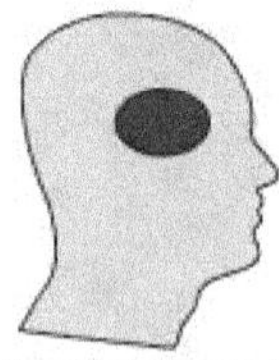

Leukanivelet

Päivämäärä: _______________   **Aika [ ]:** _______________ _______________

☐　☐　☐　☐　☐　☐

Kivun vakavuus

1	2	3	4	5	6	7	8	9	10

Liipaisimet

☐ Nälkä	☐ Unettomuus
☐ Kirkkaat valot	☐ Sairaus
☐ Kahvi	☐ Väsymys
☐ Stressi työssä	☐ Hajut / Tuoksut
☐ Stressi kotona	☐ Liike
☐ Väliin jääneet ateriat	☐ Silmien rasitus
☐ Ahdistus	☐ ______________

Avustustoimenpiteet

Lääkitys	
Vesi	
Nukkua	
Harjoitus	
Muut	
Muut	

Huomautukset:

Migreeni lokikirja

Migreeni lokikirja

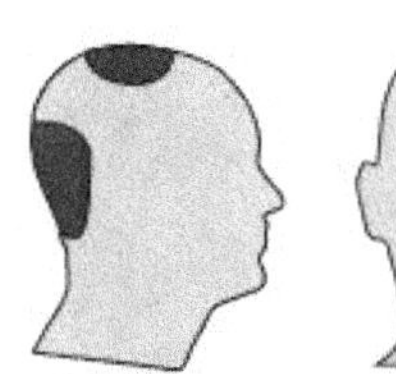 Kaula

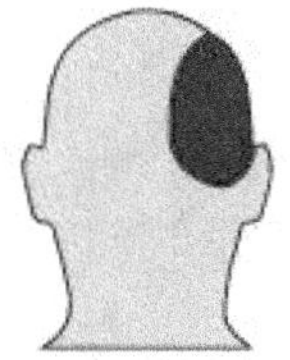 Migreeni

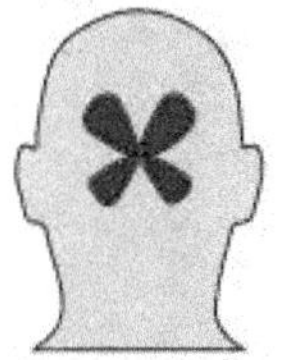 Poskiontelo

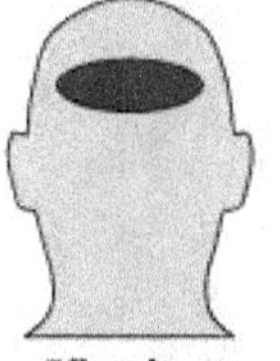 Jännitys

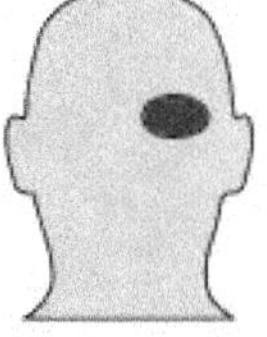 Klusteri

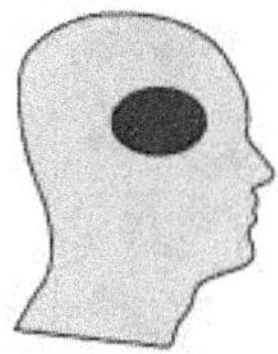 Leukanivelet

Päivämäärä: ______________   **Aika [ ]:** ______________ ______________

☐ ☐ ☐ ☐ ☐ ☐   🌡 ______________

Kivun vakavuus

1	2	3	4	5	6	7	8	9	10

Liipaisimet

☐ Nälkä   ☐ Unettomuus

☐ Kirkkaat valot   ☐ Sairaus

☐ Kahvi   ☐ Väsymys

☐ Stressi työssä   ☐ Hajut / Tuoksut

☐ Stressi kotona   ☐ Liike

☐ Väliin jääneet ateriat   ☐ Silmien rasitus

☐ Ahdistus   ☐ ______________

Avustustoimenpiteet

Lääkitys	
Vesi	
Nukkua	
Harjoitus	
Muut	
Muut	

Huomautukset:

Migreeni lokikirja

Migreeni lokikirja

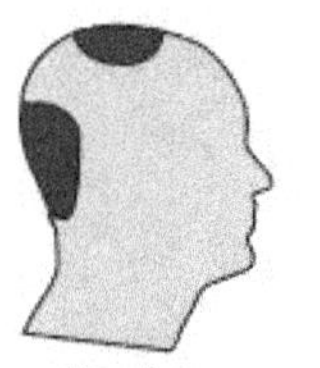

Kaula

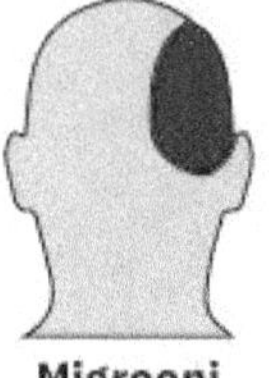

Migreeni

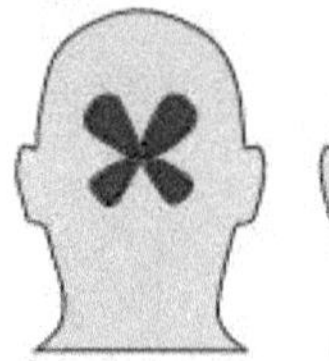

Poskiontelo

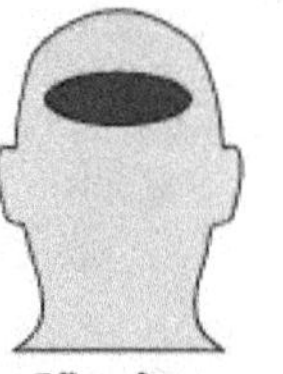

Jännitys

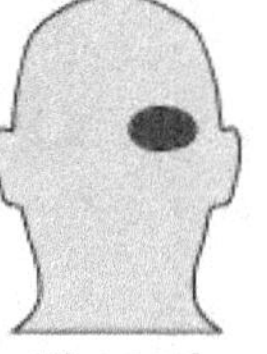

Klusteri

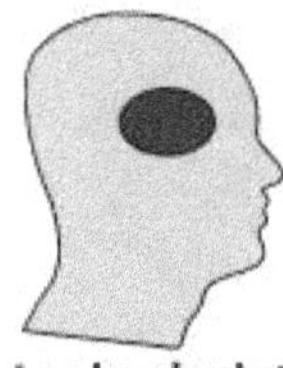

Leukanivelet

Päivämäärä: ______________   **Aika [ ]:** ______________

☐ ☐ ☐ ☐ ☐ ☐ 🌡 ______

Kivun vakavuus

1	2	3	4	5	6	7	8	9	10

Liipaisimet

☐ Nälkä　　　　　　　☐ Unettomuus

☐ Kirkkaat valot　　　☐ Sairaus

☐ Kahvi　　　　　　　☐ Väsymys

☐ Stressi työssä　　　☐ Hajut / Tuoksut

☐ Stressi kotona　　　☐ Liike

☐ Väliin jääneet ateriat　☐ Silmien rasitus

☐ Ahdistus　　　　　☐ ______________

Avustustoimenpiteet

Lääkitys	
Vesi	
Nukkua	
Harjoitus	
Muut	
Muut	

Huomautukset: ______________

Migreeni lokikirja

Migreeni lokikirja

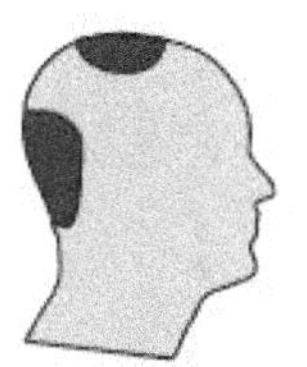 Kaula   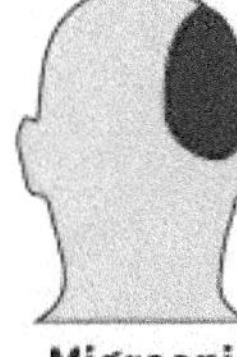 Migreeni   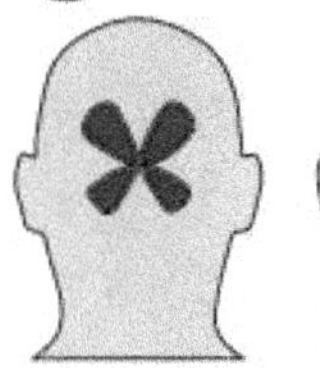 Poskiontelo   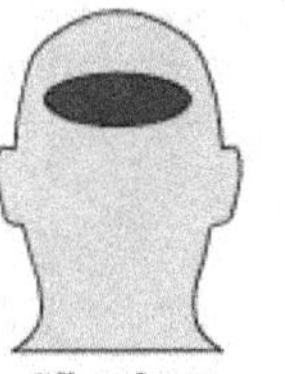 Jännitys   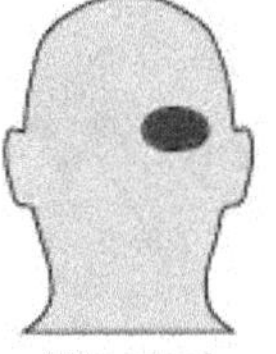 Klusteri   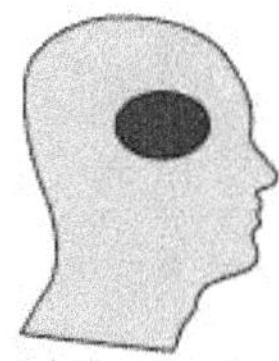 Leukanivelet

Päivämäärä: _____________   **Aika [ ]:** _____________

☀ ☐   ⛅ ☐   🌥 ☐   🌦 ☐   🌧 ☐   🌨 ☐   🌡 _______

Kivun vakavuus

1	2	3	4	5	6	7	8	9	10

Liipaisimet

☐ Nälkä		☐ Unettomuus	
☐ Kirkkaat valot		☐ Sairaus	
☐ Kahvi		☐ Väsymys	
☐ Stressi työssä		☐ Hajut / Tuoksut	
☐ Stressi kotona		☐ Liike	
☐ Väliin jääneet ateriat		☐ Silmien rasitus	
☐ Ahdistus		☐ _____________	

Avustustoimenpiteet

Lääkitys	
Vesi	
Nukkua	
Harjoitus	
Muut	
Muut	

Huomautukset: _____________

Migreeni lokikirja

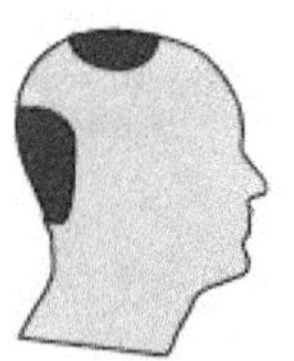 Kaula

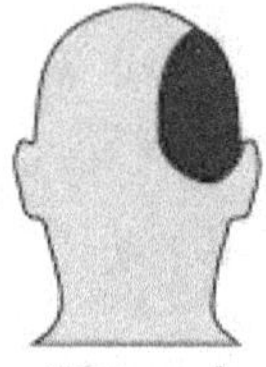 Migreeni

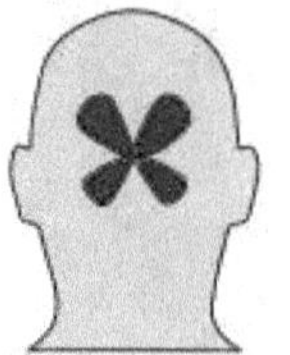 Poskiontelo

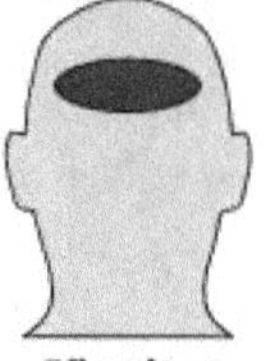 Jännitys

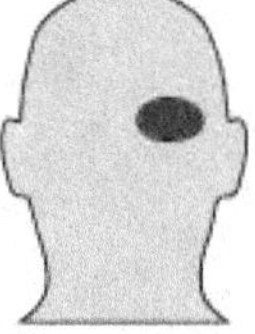 Klusteri

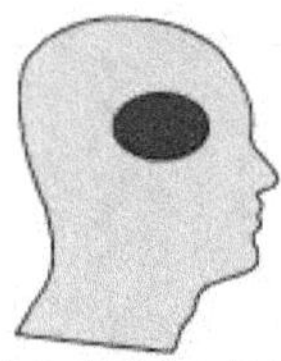 Leukanivelet

Päivämäärä: _____________   **Aika [ ]:** _____________   _____________

☐   ☐   ☐   ☐   ☐   ☐ |___

Kivun vakavuus

1	2	3	4	5	6	7	8	9	10

Liipaisimet

☐ Nälkä		☐ Unettomuus
☐ Kirkkaat valot		☐ Sairaus
☐ Kahvi		☐ Väsymys
☐ Stressi työssä		☐ Hajut / Tuoksut
☐ Stressi kotona		☐ Liike
☐ Väliin jääneet ateriat		☐ Silmien rasitus
☐ Ahdistus		☐ _____________

Avustustoimenpiteet

Lääkitys	
Vesi	
Nukkua	
Harjoitus	
Muut	
Muut	

Huomautukset: _____________________________

Migreeni lokikirja

Migreeni lokikirja

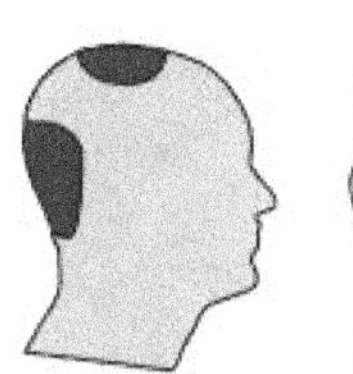 Kaula

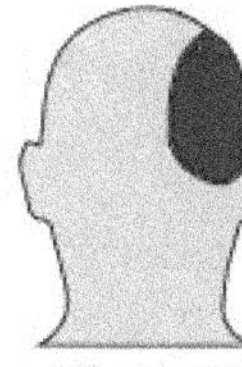 Migreeni

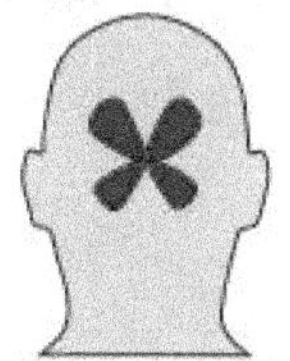 Poskiontelo

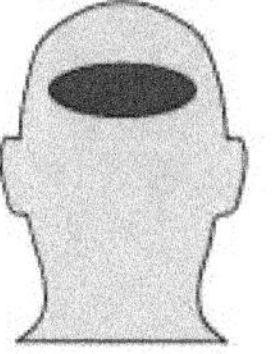 Jännitys

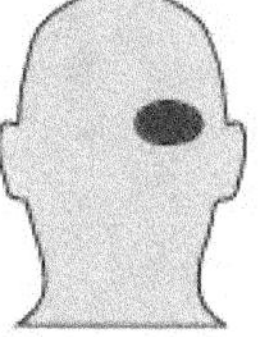 Klusteri

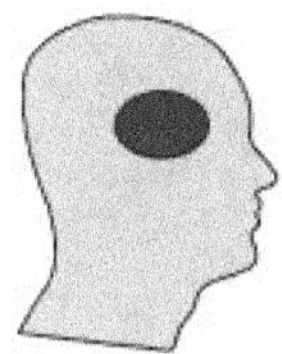 Leukanivelet

Päivämäärä: _______________   **Aika [ ]:** _______________ ___________

☐ ☐ ☐ ☐ ☐ ☐   🌡 ___________

Kivun vakavuus

1	2	3	4	5	6	7	8	9	10

Liipaisimet

☐ Nälkä	☐ Unettomuus
☐ Kirkkaat valot	☐ Sairaus
☐ Kahvi	☐ Väsymys
☐ Stressi työssä	☐ Hajut / Tuoksut
☐ Stressi kotona	☐ Liike
☐ Väliin jääneet ateriat	☐ Silmien rasitus
☐ Ahdistus	☐ _______________

Avustustoimenpiteet

Lääkitys	
Vesi	
Nukkua	
Harjoitus	
Muut	
Muut	

Huomautukset:

Migreeni lokikirja

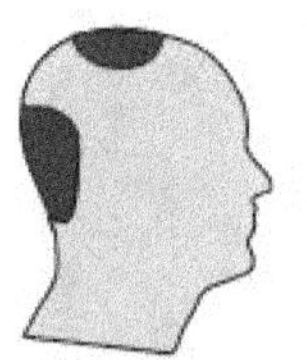 Kaula
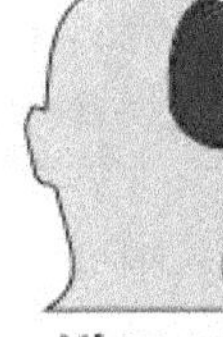 Migreeni
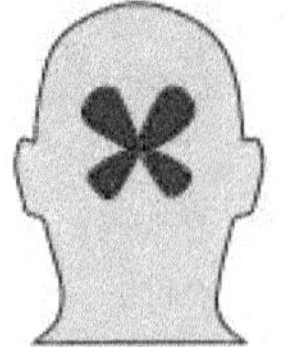 Poskiontelo
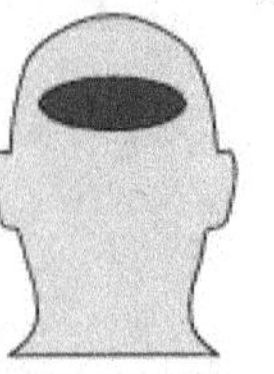 Jännitys
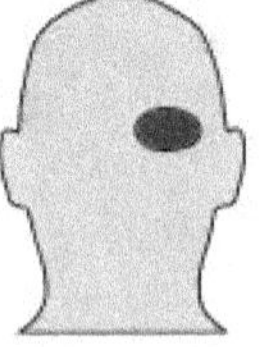 Klusteri
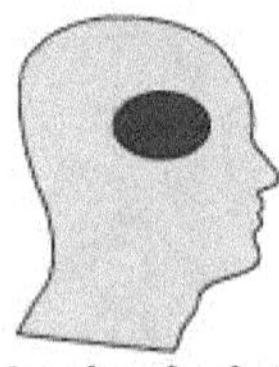 Leukanivelet

Päivämäärä: _______________   **Aika [ ]:** _______________   _______________

☐   ☐   ☐   ☐   ☐   ☐   🌡 _______________

Kivun vakavuus

1	2	3	4	5	6	7	8	9	10

Liipaisimet

☐ Nälkä   ☐ Unettomuus

☐ Kirkkaat valot   ☐ Sairaus

☐ Kahvi   ☐ Väsymys

☐ Stressi työssä   ☐ Hajut / Tuoksut

☐ Stressi kotona   ☐ Liike

☐ Väliin jääneet ateriat   ☐ Silmien rasitus

☐ Ahdistus   ☐ _______________

Avustustoimenpiteet

Lääkitys	
Vesi	
Nukkua	
Harjoitus	
Muut	
Muut	

Huomautukset:

Migreeni lokikirja

Migreeni lokikirja

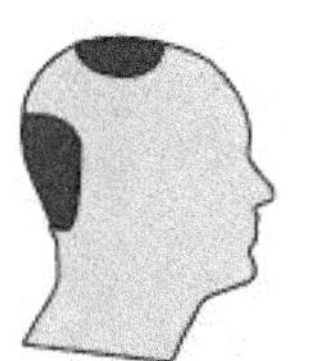 Kaula 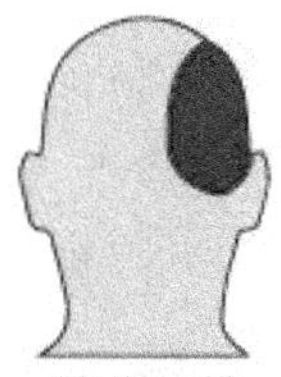 Migreeni 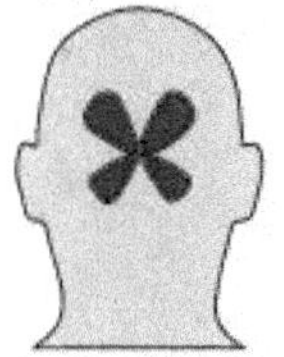 Poskiontelo 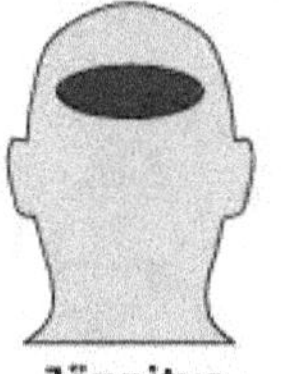 Jännitys 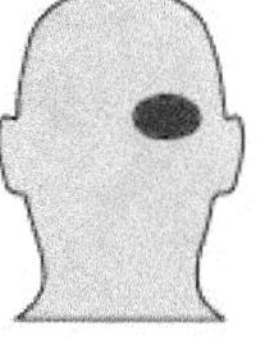 Klusteri 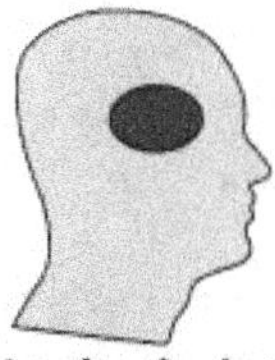 Leukanivelet

Päivämäärä: _____________ **Aika [ ]:** _____________ _____________

☐ ☐ ☐ ☐ ☐ ☐ 🌡 _____________

Kivun vakavuus

1	2	3	4	5	6	7	8	9	10

Liipaisimet

☐ Nälkä	☐ Unettomuus
☐ Kirkkaat valot	☐ Sairaus
☐ Kahvi	☐ Väsymys
☐ Stressi työssä	☐ Hajut / Tuoksut
☐ Stressi kotona	☐ Liike
☐ Väliin jääneet ateriat	☐ Silmien rasitus
☐ Ahdistus	☐ _____________

Avustustoimenpiteet

Lääkitys	
Vesi	
Nukkua	
Harjoitus	
Muut	
Muut	

Huomautukset:
____

Migreeni lokikirja

Migreeni lokikirja

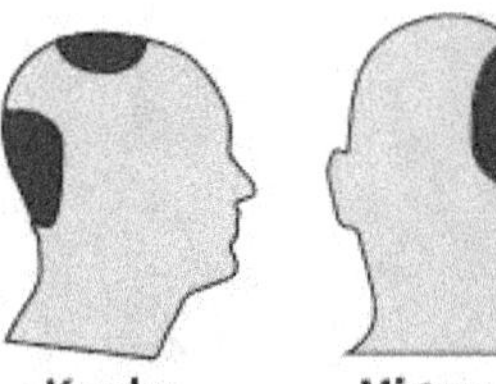

| Kaula | Migreeni | Poskiontelo | Jännitys | Klusteri | Leukanivelet |

Päivämäärä: _______________ **Aika [ ]:** _______________

Kivun vakavuus

1	2	3	4	5	6	7	8	9	10

Liipaisimet

- ☐ Nälkä
- ☐ Kirkkaat valot
- ☐ Kahvi
- ☐ Stressi työssä
- ☐ Stressi kotona
- ☐ Väliin jääneet ateriat
- ☐ Ahdistus

- ☐ Unettomuus
- ☐ Sairaus
- ☐ Väsymys
- ☐ Hajut / Tuoksut
- ☐ Liike
- ☐ Silmien rasitus
- ☐ _______________

Avustustoimenpiteet

Lääkitys	
Vesi	
Nukkua	
Harjoitus	
Muut	
Muut	

Huomautukset: _______________

Migreeni lokikirja

Migreeni lokikirja

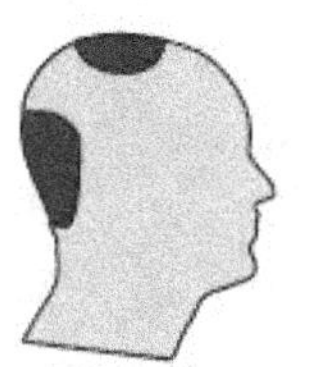 Kaula
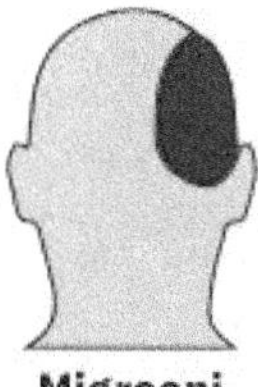 Migreeni
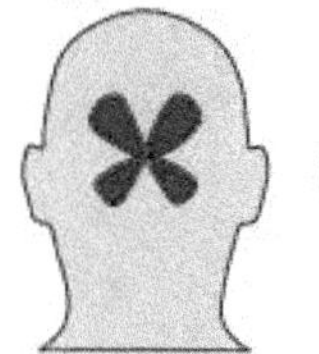 Poskiontelo
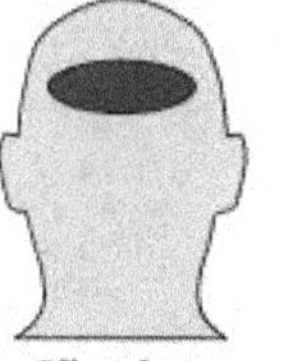 Jännitys
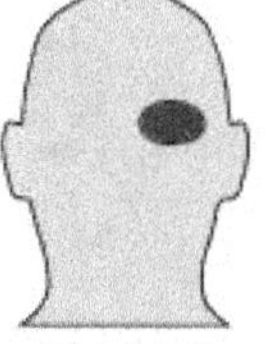 Klusteri
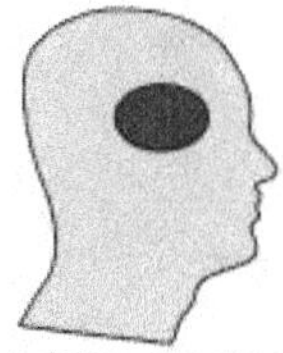 Leukanivelet

Päivämäärä: ______________   **Aika [ ]:** __________   __________

☐ ☐ ☐ ☐ ☐ ☐ 🌡 ______

Kivun vakavuus

1	2	3	4	5	6	7	8	9	10

Liipaisimet

☐ Nälkä		☐ Unettomuus	
☐ Kirkkaat valot		☐ Sairaus	
☐ Kahvi		☐ Väsymys	
☐ Stressi työssä		☐ Hajut / Tuoksut	
☐ Stressi kotona		☐ Liike	
☐ Väliin jääneet ateriat		☐ Silmien rasitus	
☐ Ahdistus		☐ ______________	

Avustustoimenpiteet

Lääkitys	
Vesi	
Nukkua	
Harjoitus	
Muut	
Muut	

Huomautukset:

Migreeni lokikirja

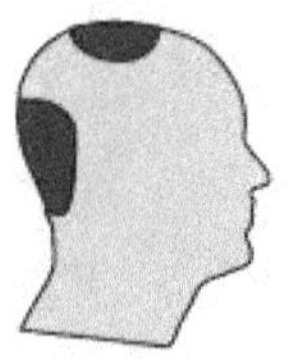 Kaula
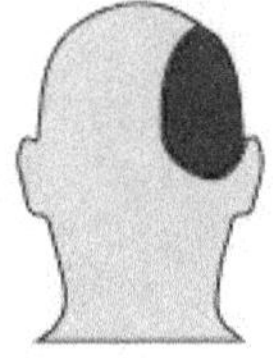 Migreeni
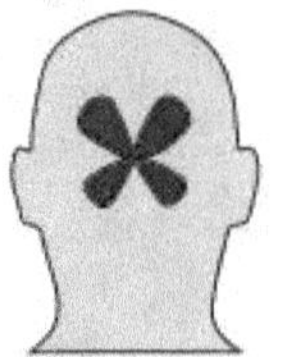 Poskiontelo
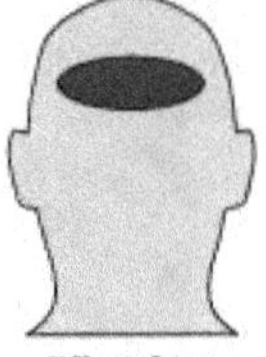 Jännitys
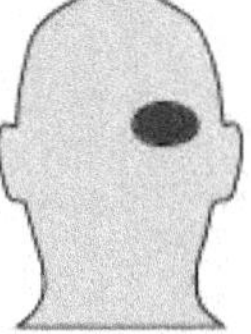 Klusteri
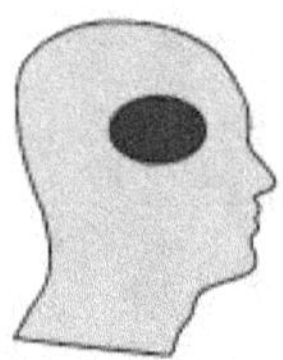 Leukanivelet

Päivämäärä: _____________   **Aika [ ]:** _____________

☐   ☐   ☐   ☐   ☐   ☐   🌡 _______

Kivun vakavuus

1	2	3	4	5	6	7	8	9	10

Liipaisimet

☐ Nälkä   ☐ Unettomuus

☐ Kirkkaat valot   ☐ Sairaus

☐ Kahvi   ☐ Väsymys

☐ Stressi työssä   ☐ Hajut / Tuoksut

☐ Stressi kotona   ☐ Liike

☐ Väliin jääneet ateriat   ☐ Silmien rasitus

☐ Ahdistus   ☐ _____________

Avustustoimenpiteet

Lääkitys	
Vesi	
Nukkua	
Harjoitus	
Muut	
Muut	

Huomautukset: _______________________

Migreeni lokikirja

Migreeni lokikirja

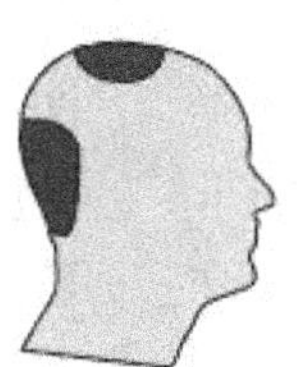

Kaula

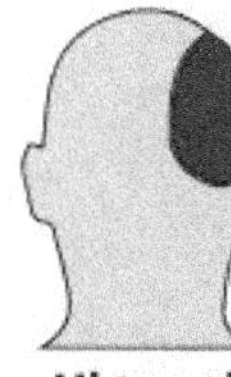

Migreeni

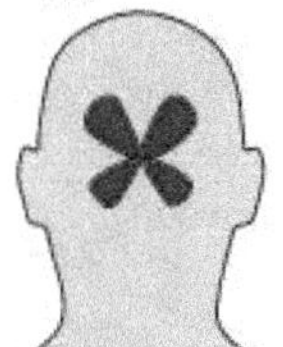

Poskiontelo

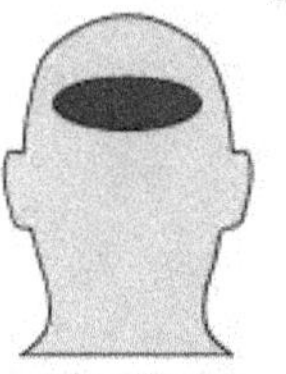

Jännitys

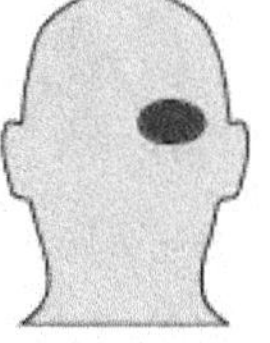

Klusteri

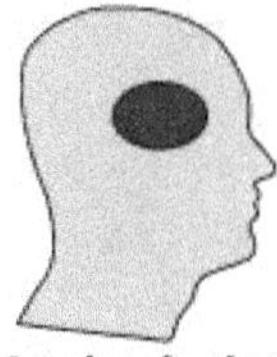

Leukanivelet

Päivämäärä: _______________   **Aika [ ]:** _______________   _______________

☐   ☐   ☐   ☐   ☐   ☐   🌡 _______________

Kivun vakavuus

1	2	3	4	5	6	7	8	9	10

Liipaisimet

☐ Nälkä	☐ Unettomuus
☐ Kirkkaat valot	☐ Sairaus
☐ Kahvi	☐ Väsymys
☐ Stressi työssä	☐ Hajut / Tuoksut
☐ Stressi kotona	☐ Liike
☐ Väliin jääneet ateriat	☐ Silmien rasitus
☐ Ahdistus	☐ _______________

Avustustoimenpiteet

Lääkitys	
Vesi	
Nukkua	
Harjoitus	
Muut	
Muut	

Huomautukset: _______________________________________

Migreeni lokikirja

Migreeni lokikirja

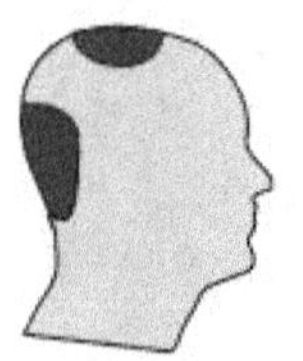 Kaula

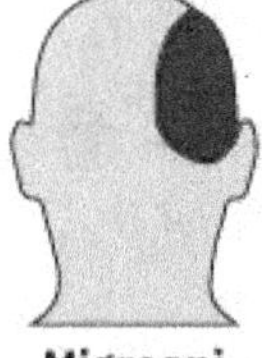 Migreeni

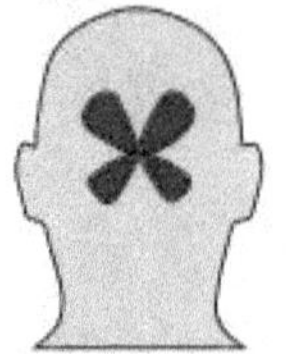 Poskiontelo

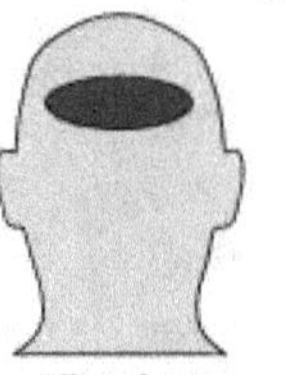 Jännitys

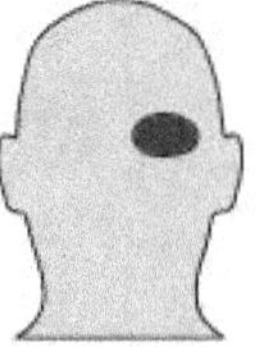 Klusteri

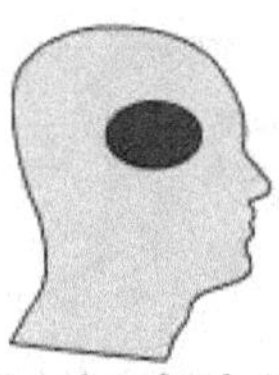 Leukanivelet

Päivämäärä: _____________   **Aika [ ]:** _____________ _________

| ☀ ☐ | ⛅ ☐ | 🌤 ☐ | 🌦 ☐ | 🌧 ☐ | 🌨 ☐ | 🌡 _________ |

Kivun vakavuus

1	2	3	4	5	6	7	8	9	10

Liipaisimet

☐ Nälkä	☐ Unettomuus
☐ Kirkkaat valot	☐ Sairaus
☐ Kahvi	☐ Väsymys
☐ Stressi työssä	☐ Hajut / Tuoksut
☐ Stressi kotona	☐ Liike
☐ Väliin jääneet ateriat	☐ Silmien rasitus
☐ Ahdistus	☐ _____________

Avustustoimenpiteet

Lääkitys	
Vesi	
Nukkua	
Harjoitus	
Muut	
Muut	

Huomautukset:

Migreeni lokikirja

Migreeni lokikirja

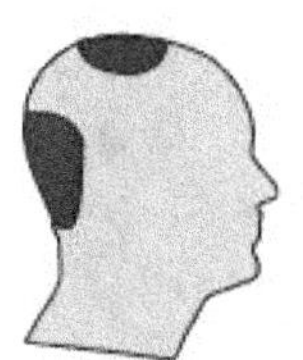 Kaula
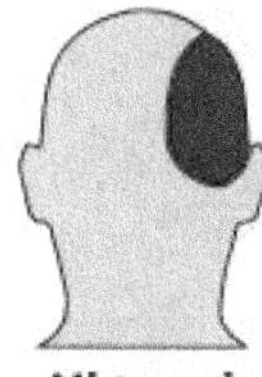 Migreeni
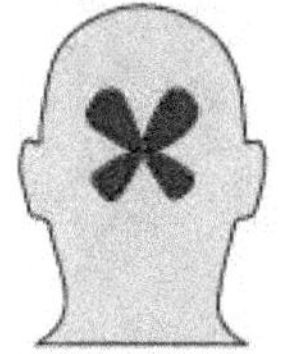 Poskiontelo
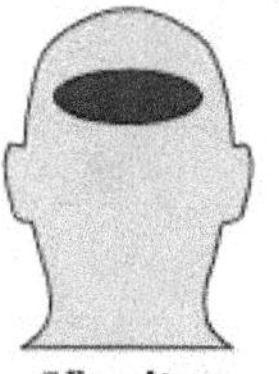 Jännitys
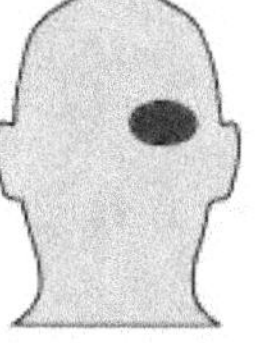 Klusteri
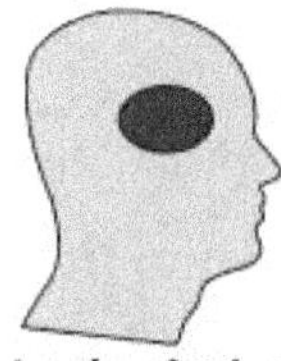 Leukanivelet

Päivämäärä: _______________ **Aika [ ]:** _______________ _______________

☐ ☐ ☐ ☐ ☐ ☐ 🌡 _______________

Kivun vakavuus

1	2	3	4	5	6	7	8	9	10

Liipaisimet

☐ Nälkä	☐ Unettomuus
☐ Kirkkaat valot	☐ Sairaus
☐ Kahvi	☐ Väsymys
☐ Stressi työssä	☐ Hajut / Tuoksut
☐ Stressi kotona	☐ Liike
☐ Väliin jääneet ateriat	☐ Silmien rasitus
☐ Ahdistus	☐ _______________

Avustustoimenpiteet

Lääkitys	
Vesi	
Nukkua	
Harjoitus	
Muut	
Muut	

Huomautukset: _______________

Migreeni lokikirja

Migreeni lokikirja

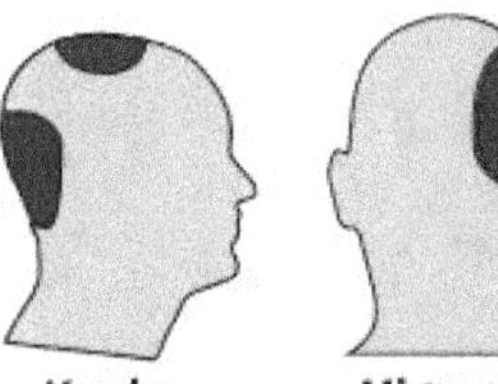

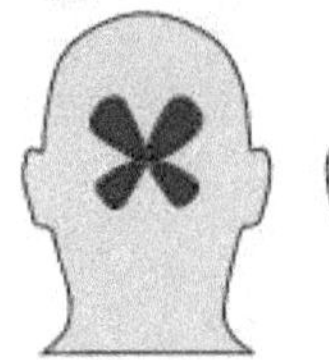
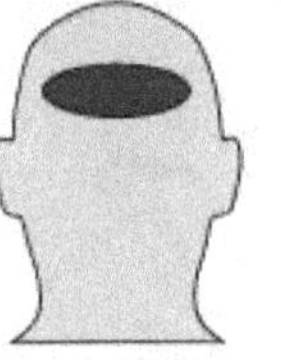
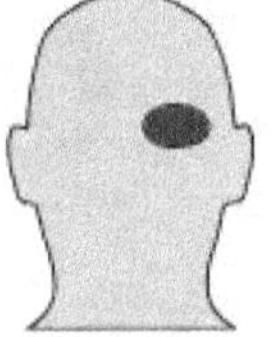
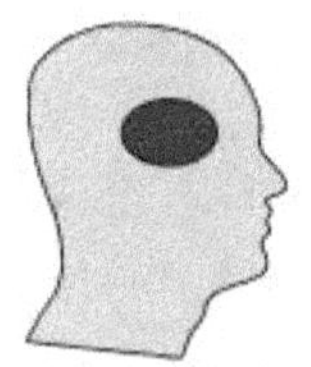

Päivämäärä: ______________________   **Aika [ ]:** ______________________

☐   ☐   ☐   ☐   ☐   ☐   🌡 ______________

Kivun vakavuus

1	2	3	4	5	6	7	8	9	10

Liipaisimet

☐ Nälkä	☐ Unettomuus
☐ Kirkkaat valot	☐ Sairaus
☐ Kahvi	☐ Väsymys
☐ Stressi työssä	☐ Hajut / Tuoksut
☐ Stressi kotona	☐ Liike
☐ Väliin jääneet ateriat	☐ Silmien rasitus
☐ Ahdistus	☐ ______________

Avustustoimenpiteet

Lääkitys	
Vesi	
Nukkua	
Harjoitus	
Muut	
Muut	

Huomautukset: ______________________

Migreeni lokikirja

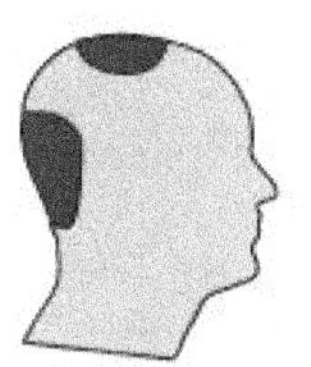 Kaula
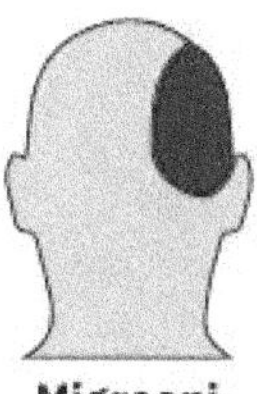 Migreeni
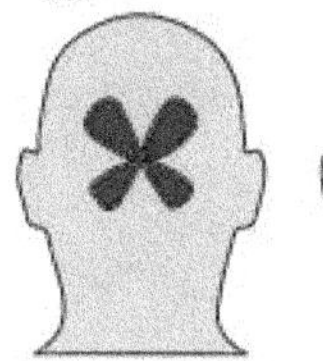 Poskiontelo
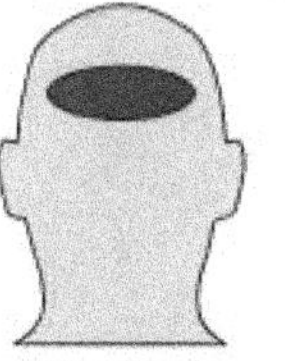 Jännitys
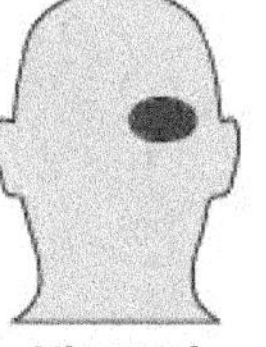 Klusteri
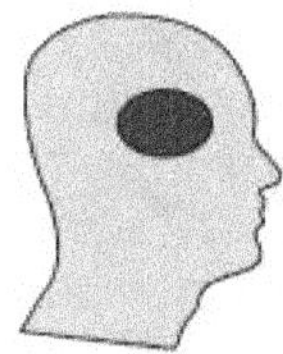 Leukanivelet

Päivämäärä: ______________   **Aika [ ]:** ______________

Kivun vakavuus

1	2	3	4	5	6	7	8	9	10

Liipaisimet

- ☐ Nälkä
- ☐ Kirkkaat valot
- ☐ Kahvi
- ☐ Stressi työssä
- ☐ Stressi kotona
- ☐ Väliin jääneet ateriat
- ☐ Ahdistus

- ☐ Unettomuus
- ☐ Sairaus
- ☐ Väsymys
- ☐ Hajut / Tuoksut
- ☐ Liike
- ☐ Silmien rasitus
- ☐ ______________

Avustustoimenpiteet

Lääkitys	
Vesi	
Nukkua	
Harjoitus	
Muut	
Muut	

Huomautukset: ______________

Migreeni lokikirja

Migreeni lokikirja

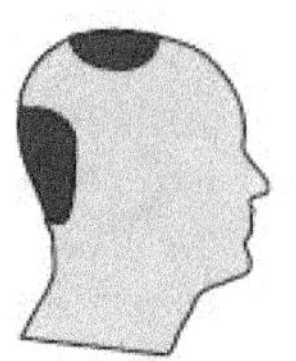 Kaula
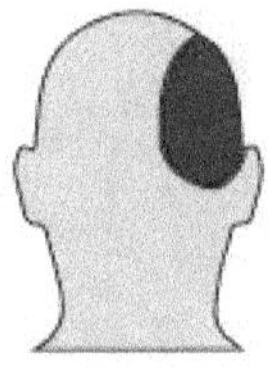 Migreeni
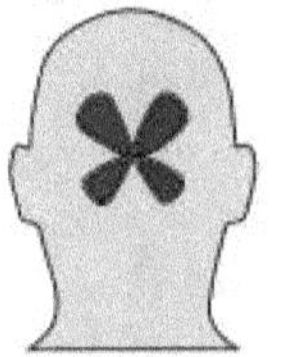 Poskiontelo
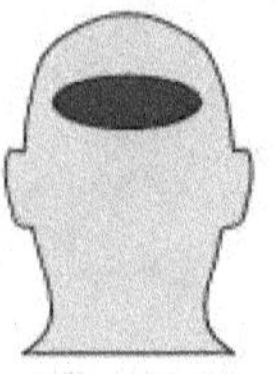 Jännitys
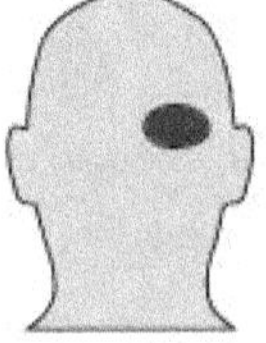 Klusteri
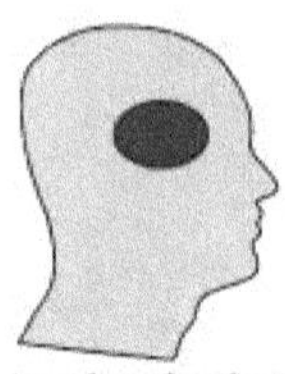 Leukanivelet

Päivämäärä: _____________ **Aika [ ]:** _____________ _________

☐ ☐ ☐ ☐ ☐ ☐ 🌡 _______

Kivun vakavuus

1	2	3	4	5	6	7	8	9	10

Liipaisimet

☐ Nälkä   ☐ Unettomuus

☐ Kirkkaat valot   ☐ Sairaus

☐ Kahvi   ☐ Väsymys

☐ Stressi työssä   ☐ Hajut / Tuoksut

☐ Stressi kotona   ☐ Liike

☐ Väliin jääneet ateriat   ☐ Silmien rasitus

☐ Ahdistus   ☐ _______________

Avustustoimenpiteet

Lääkitys	
Vesi	
Nukkua	
Harjoitus	
Muut	
Muut	

Huomautukset: ___________________________

Migreeni lokikirja

Migreeni lokikirja

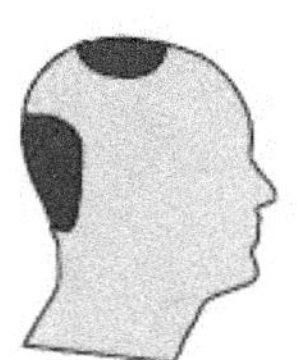
Kaula
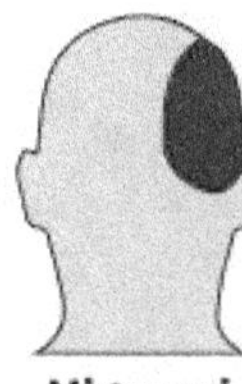
Migreeni
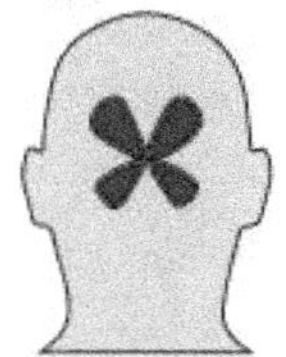
Poskiontelo
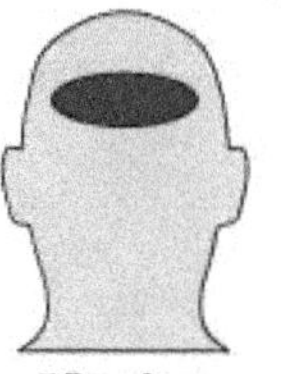
Jännitys
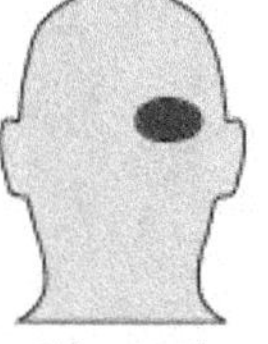
Klusteri
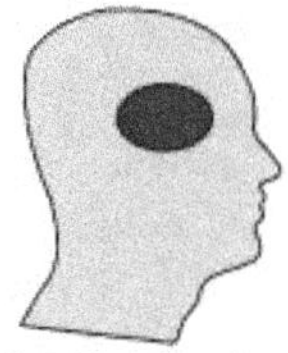
Leukanivelet

Päivämäärä: _______________ **Aika [ ]:** _______________

☀ ☐ ☁ ☐ 🌤 ☐ 🌧 ☐ 🌦 ☐ 🌨 ☐ 🌡 _______________

Kivun vakavuus

1	2	3	4	5	6	7	8	9	10

Liipaisimet

☐ Nälkä	☐ Unettomuus
☐ Kirkkaat valot	☐ Sairaus
☐ Kahvi	☐ Väsymys
☐ Stressi työssä	☐ Hajut / Tuoksut
☐ Stressi kotona	☐ Liike
☐ Väliin jääneet ateriat	☐ Silmien rasitus
☐ Ahdistus	☐ _______________

Avustustoimenpiteet

Lääkitys	
Vesi	
Nukkua	
Harjoitus	
Muut	
Muut	

Huomautukset:

Migreeni lokikirja

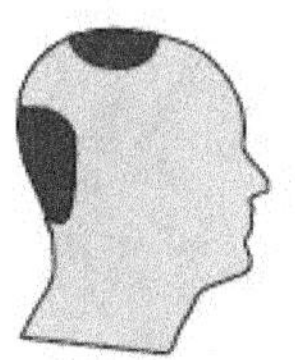 Kaula
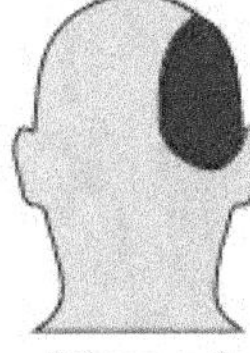 Migreeni
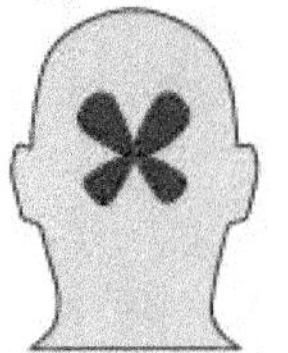 Poskiontelo
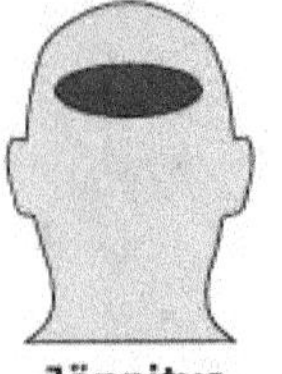 Jännitys
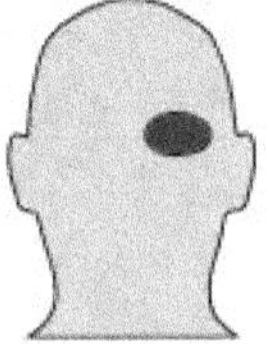 Klusteri
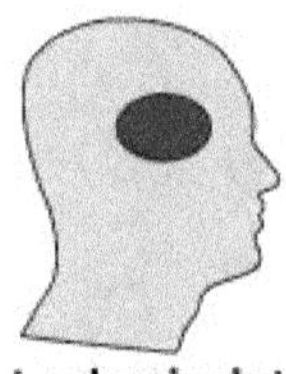 Leukanivelet

Päivämäärä: _______________   **Aika [ ]:** _____________   __________

☐   ☐   ☐   ☐   ☐   ☐   🌡 __________

Kivun vakavuus

1	2	3	4	5	6	7	8	9	10

Liipaisimet

☐ Nälkä   ☐ Unettomuus

☐ Kirkkaat valot   ☐ Sairaus

☐ Kahvi   ☐ Väsymys

☐ Stressi työssä   ☐ Hajut / Tuoksut

☐ Stressi kotona   ☐ Liike

☐ Väliin jääneet ateriat   ☐ Silmien rasitus

☐ Ahdistus   ☐ ________________

Avustustoimenpiteet

Lääkitys	
Vesi	
Nukkua	
Harjoitus	
Muut	
Muut	

Huomautukset: ____________________

Migreeni lokikirja

Migreeni lokikirja

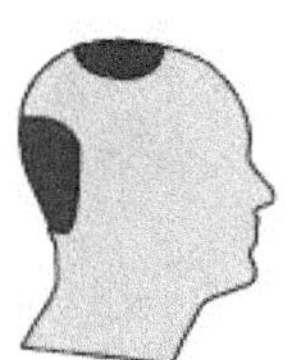 **Kaula**
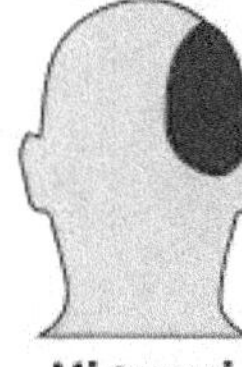 **Migreeni**
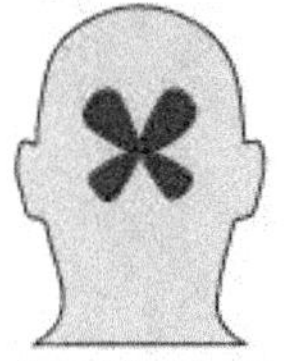 **Poskiontelo**
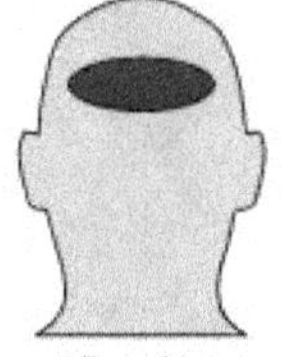 **Jännitys**
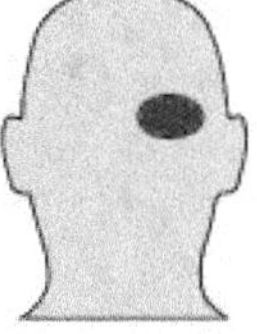 **Klusteri**
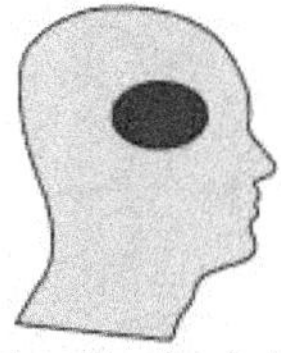 **Leukanivelet**

Päivämäärä: _____________   **Aika [ ]:** _________   _________

☐ ☐ ☐ ☐ ☐ ☐   🌡 _______

Kivun vakavuus

1	2	3	4	5	6	7	8	9	10

Liipaisimet

☐ Nälkä		☐ Unettomuus
☐ Kirkkaat valot		☐ Sairaus
☐ Kahvi		☐ Väsymys
☐ Stressi työssä		☐ Hajut / Tuoksut
☐ Stressi kotona		☐ Liike
☐ Väliin jääneet ateriat		☐ Silmien rasitus
☐ Ahdistus		☐ ______________

Avustustoimenpiteet

Lääkitys	
Vesi	
Nukkua	
Harjoitus	
Muut	
Muut	

Huomautukset:

Migreeni lokikirja

Migreeni lokikirja

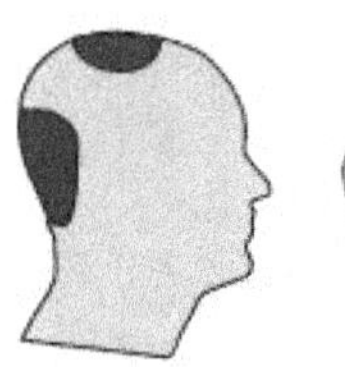
Kaula

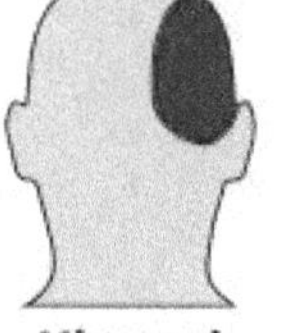
Migreeni

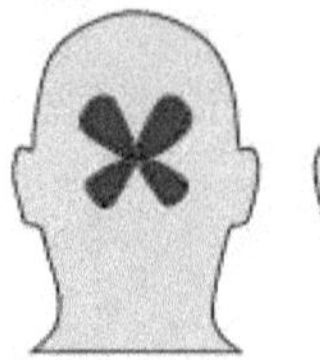
Poskiontelo

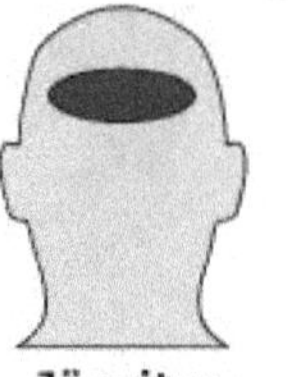
Jännitys

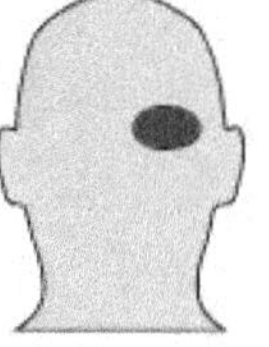
Klusteri

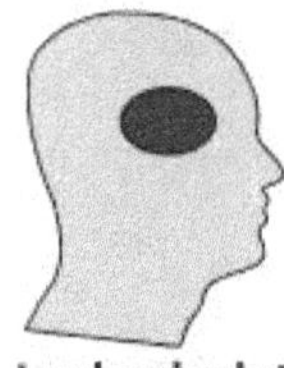
Leukanivelet

Päivämäärä: _______________   **Aika [ ]:** _______________ _______________

☐ ☀ ☐ ⛅ ☐ 🌤 ☐ ☁ ☐ 🌧 ☐ 🌨   🌡 _______________

Kivun vakavuus

1	2	3	4	5	6	7	8	9	10

Liipaisimet

☐ Nälkä	☐ Unettomuus
☐ Kirkkaat valot	☐ Sairaus
☐ Kahvi	☐ Väsymys
☐ Stressi työssä	☐ Hajut / Tuoksut
☐ Stressi kotona	☐ Liike
☐ Väliin jääneet ateriat	☐ Silmien rasitus
☐ Ahdistus	☐ _______________

Avustustoimenpiteet

Lääkitys	
Vesi	
Nukkua	
Harjoitus	
Muut	
Muut	

Huomautukset: _______________

Migreeni lokikirja
Migreeni lokikirja

Migreeni lokikirja

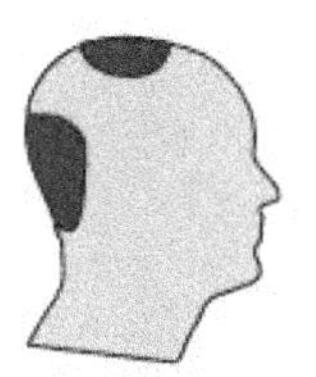
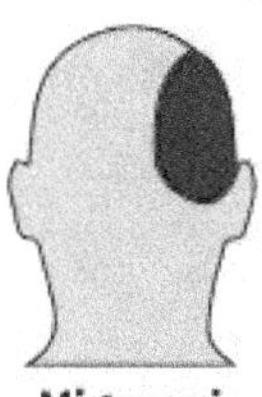
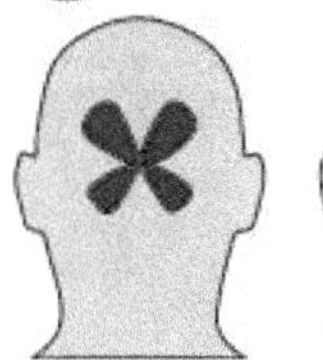
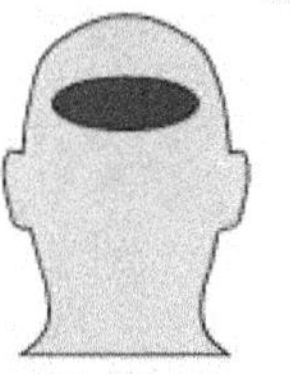
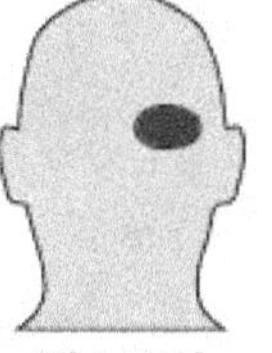
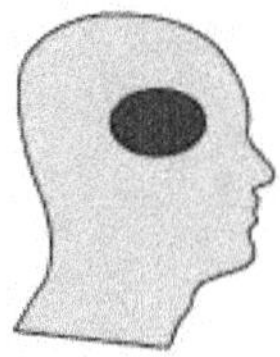

Kaula   Migreeni   Poskiontelo   Jännitys   Klusteri   Leukanivelet

Päivämäärä: _______________   **Aika [ ]:** _______________

☀ ☐   ⛅ ☐   🌥 ☐   🌦 ☐   🌧 ☐   🌨 ☐   🌡 _______________

Kivun vakavuus

1	2	3	4	5	6	7	8	9	10

Liipaisimet

☐ Nälkä   ☐ Unettomuus

☐ Kirkkaat valot   ☐ Sairaus

☐ Kahvi   ☐ Väsymys

☐ Stressi työssä   ☐ Hajut / Tuoksut

☐ Stressi kotona   ☐ Liike

☐ Väliin jääneet ateriat   ☐ Silmien rasitus

☐ Ahdistus   ☐ _______________

Avustustoimenpiteet

Lääkitys	
Vesi	
Nukkua	
Harjoitus	
Muut	
Muut	

Huomautukset:

Migreeni lokikirja

Migreeni lokikirja

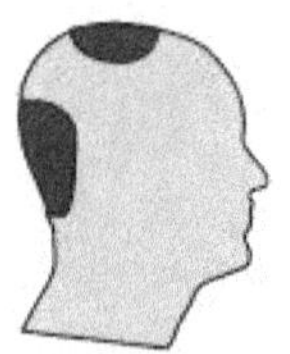 Kaula 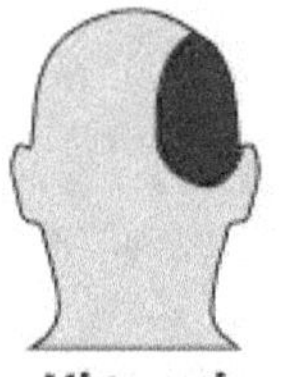 Migreeni 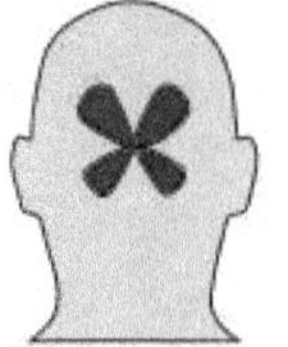 Poskiontelo 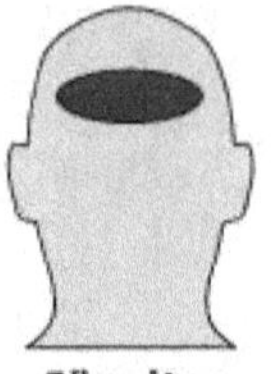 Jännitys 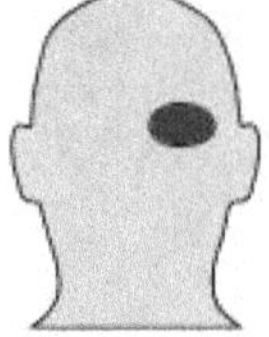 Klusteri 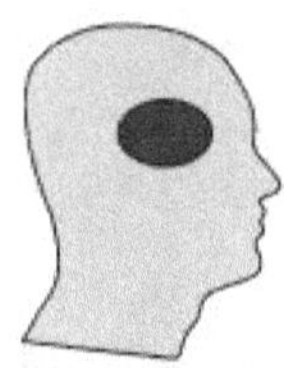 Leukanivelet

Päivämäärä: _____________ **Aika [ ]:** _____________ _____________

☐   ☐   ☐   ☐   ☐   ☐   _____________

Kivun vakavuus

1	2	3	4	5	6	7	8	9	10

Liipaisimet

☐ Nälkä		☐ Unettomuus
☐ Kirkkaat valot		☐ Sairaus
☐ Kahvi		☐ Väsymys
☐ Stressi työssä		☐ Hajut / Tuoksut
☐ Stressi kotona		☐ Liike
☐ Väliin jääneet ateriat		☐ Silmien rasitus
☐ Ahdistus		☐ _____________

Avustustoimenpiteet

Lääkitys	
Vesi	
Nukkua	
Harjoitus	
Muut	
Muut	

Huomautukset: _____________

Migreeni lokikirja

Migreeni lokikirja

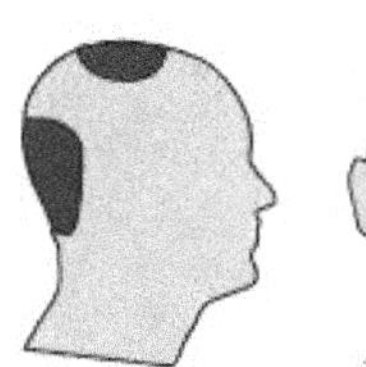 Kaula
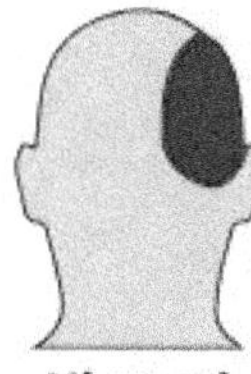 Migreeni
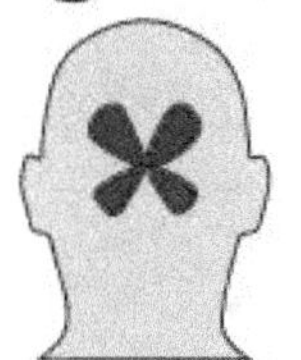 Poskiontelo
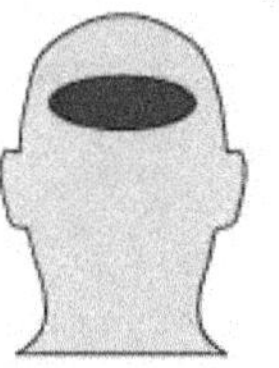 Jännitys
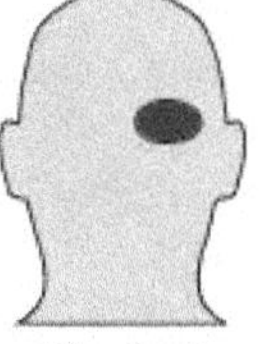 Klusteri
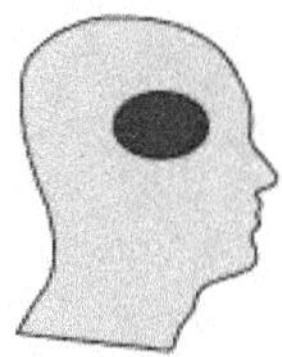 Leukanivelet

Päivämäärä: _______________   **Aika [ ]:** _______________ _______________

Kivun vakavuus

1	2	3	4	5	6	7	8	9	10

Liipaisimet

- ☐ Nälkä
- ☐ Kirkkaat valot
- ☐ Kahvi
- ☐ Stressi työssä
- ☐ Stressi kotona
- ☐ Väliin jääneet ateriat
- ☐ Ahdistus

- ☐ Unettomuus
- ☐ Sairaus
- ☐ Väsymys
- ☐ Hajut / Tuoksut
- ☐ Liike
- ☐ Silmien rasitus
- ☐ _______________

Avustustoimenpiteet

Lääkitys	
Vesi	
Nukkua	
Harjoitus	
Muut	
Muut	

Huomautukset:

Migreeni lokikirja

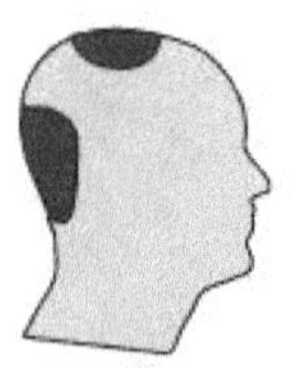 Kaula
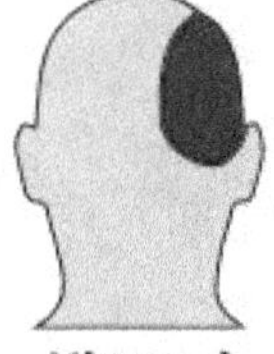 Migreeni
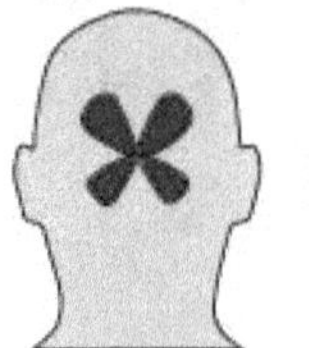 Poskiontelo
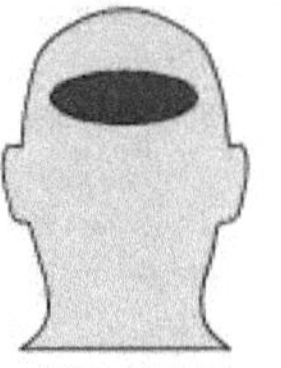 Jännitys
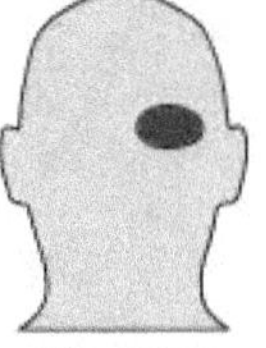 Klusteri
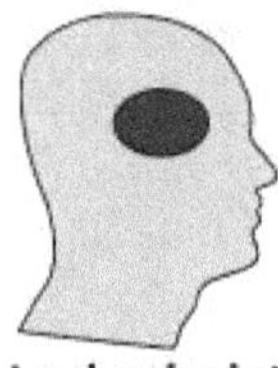 Leukanivelet

Päivämäärä: ______________   **Aika [ ]:** ______________ ______________

☀ ☐   ⛅ ☐   🌤 ☐   🌦 ☐   🌧 ☐   🌨 ☐   🌡 ______________

Kivun vakavuus

1	2	3	4	5	6	7	8	9	10

Liipaisimet

☐ Nälkä	☐ Unettomuus
☐ Kirkkaat valot	☐ Sairaus
☐ Kahvi	☐ Väsymys
☐ Stressi työssä	☐ Hajut / Tuoksut
☐ Stressi kotona	☐ Liike
☐ Väliin jääneet ateriat	☐ Silmien rasitus
☐ Ahdistus	☐ ______________

Avustustoimenpiteet

Lääkitys	
Vesi	
Nukkua	
Harjoitus	
Muut	
Muut	

Huomautukset: ______________

Migreeni lokikirja

Migreeni lokikirja

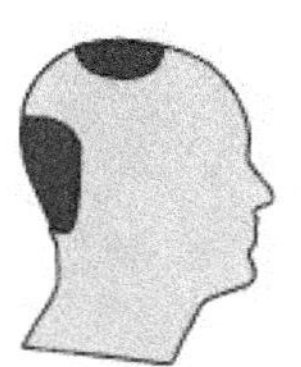
Kaula

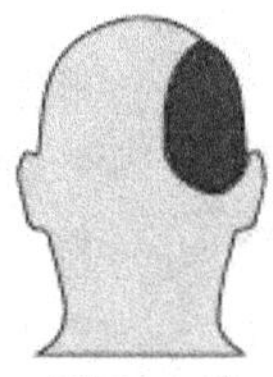
Migreeni

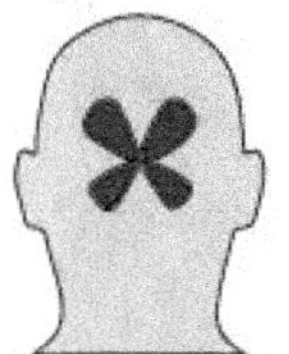
Poskiontelo

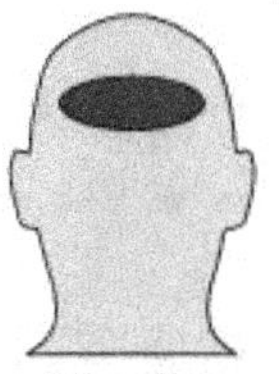
Jännitys

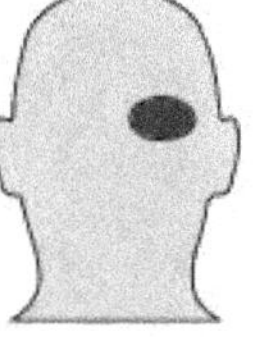
Klusteri

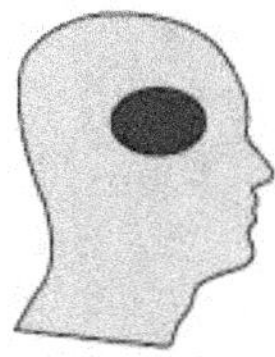
Leukanivelet

Päivämäärä: _______________ **Aika [ ]:** _______________

☐ ☐ ☐ ☐ ☐ ☐

Kivun vakavuus

1	2	3	4	5	6	7	8	9	10

Liipaisimet

☐ Nälkä	☐ Unettomuus
☐ Kirkkaat valot	☐ Sairaus
☐ Kahvi	☐ Väsymys
☐ Stressi työssä	☐ Hajut / Tuoksut
☐ Stressi kotona	☐ Liike
☐ Väliin jääneet ateriat	☐ Silmien rasitus
☐ Ahdistus	☐ _______________

Avustustoimenpiteet

Lääkitys	
Vesi	
Nukkua	
Harjoitus	
Muut	
Muut	

Huomautukset: _______________

Migreeni lokikirja

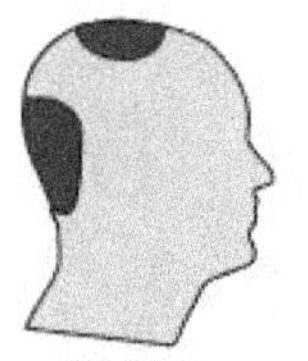 Kaula
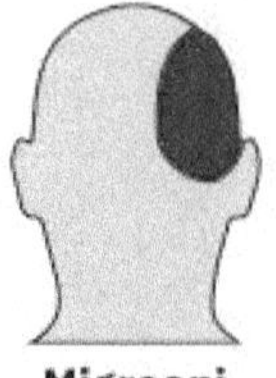 Migreeni
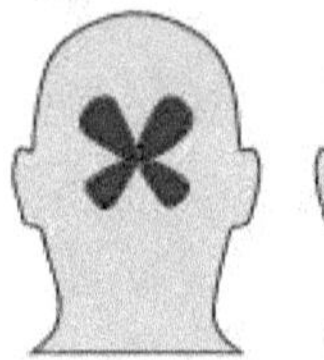 Poskiontelo
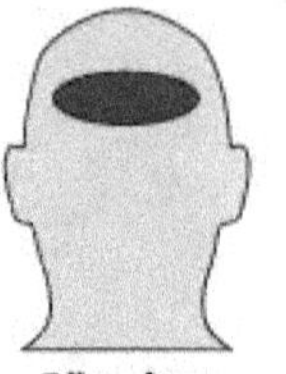 Jännitys
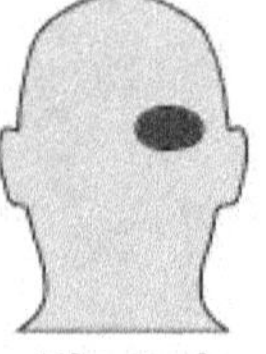 Klusteri
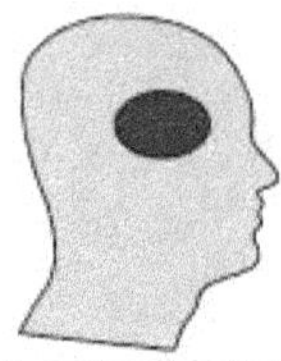 Leukanivelet

Päivämäärä: _____________   **Aika [ ]:** _________ _________

☐   ☐   ☐   ☐   ☐   ☐   🌡 _________

Kivun vakavuus

1	2	3	4	5	6	7	8	9	10

Liipaisimet

☐ Nälkä	☐ Unettomuus
☐ Kirkkaat valot	☐ Sairaus
☐ Kahvi	☐ Väsymys
☐ Stressi työssä	☐ Hajut / Tuoksut
☐ Stressi kotona	☐ Liike
☐ Väliin jääneet ateriat	☐ Silmien rasitus
☐ Ahdistus	☐ _____________

Avustustoimenpiteet

Lääkitys	
Vesi	
Nukkua	
Harjoitus	
Muut	
Muut	

Huomautukset:

Migreeni lokikirja

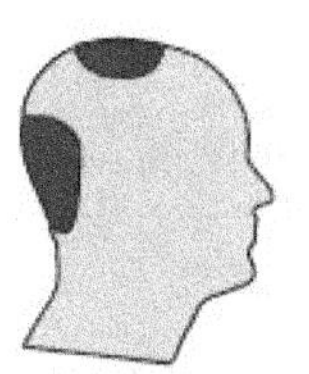 Kaula 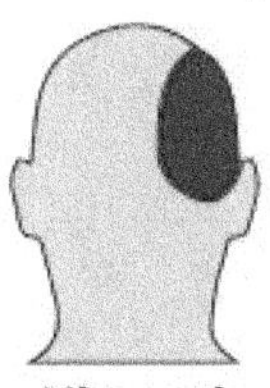 Migreeni 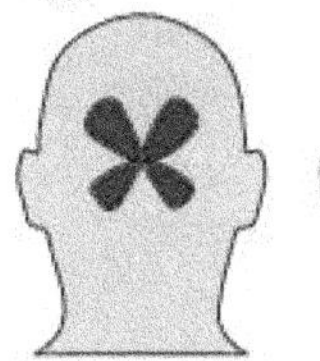 Poskiontelo 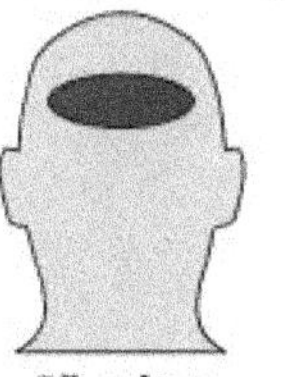 Jännitys 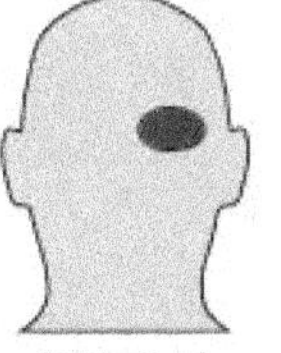 Klusteri 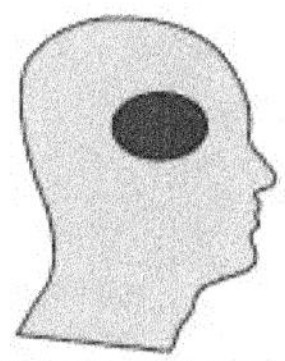 Leukanivelet

Päivämäärä: _______________   **Aika [ ]:** _______________

☐   ☐   ☐   ☐   ☐   ☐ | _______________

Kivun vakavuus

1	2	3	4	5	6	7	8	9	10

Liipaisimet

☐ Nälkä		☐ Unettomuus
☐ Kirkkaat valot		☐ Sairaus
☐ Kahvi		☐ Väsymys
☐ Stressi työssä		☐ Hajut / Tuoksut
☐ Stressi kotona		☐ Liike
☐ Väliin jääneet ateriat		☐ Silmien rasitus
☐ Ahdistus		☐ _______________

Avustustoimenpiteet

Lääkitys	
Vesi	
Nukkua	
Harjoitus	
Muut	
Muut	

Huomautukset: ____

Migreeni lokikirja

Migreeni lokikirja

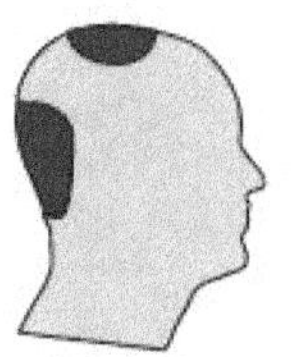 Kaula

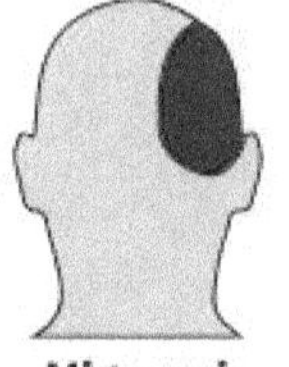 Migreeni

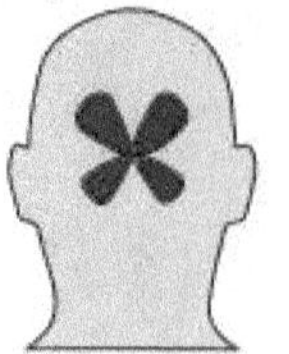 Poskiontelo

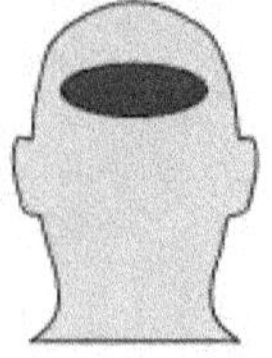 Jännitys

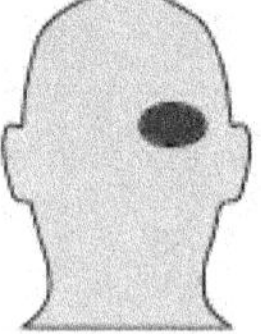 Klusteri

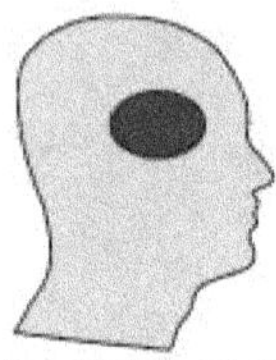 Leukanivelet

Päivämäärä: _______________   **Aika [ ]:** _______________   _______________

Kivun vakavuus

1	2	3	4	5	6	7	8	9	10

Liipaisimet

- ☐ Nälkä
- ☐ Kirkkaat valot
- ☐ Kahvi
- ☐ Stressi työssä
- ☐ Stressi kotona
- ☐ Väliin jääneet ateriat
- ☐ Ahdistus

- ☐ Unettomuus
- ☐ Sairaus
- ☐ Väsymys
- ☐ Hajut / Tuoksut
- ☐ Liike
- ☐ Silmien rasitus
- ☐ _______________

Avustustoimenpiteet

Lääkitys	
Vesi	
Nukkua	
Harjoitus	
Muut	
Muut	

Huomautukset: _______________________________

Migreeni lokikirja

Migreeni lokikirja

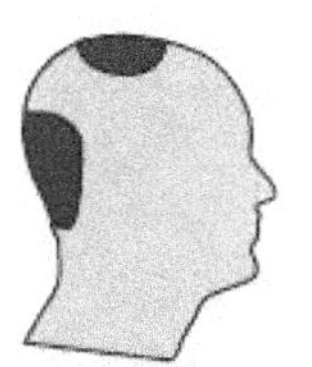 Kaula
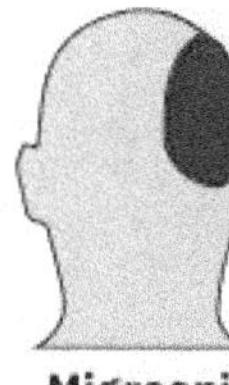 Migreeni
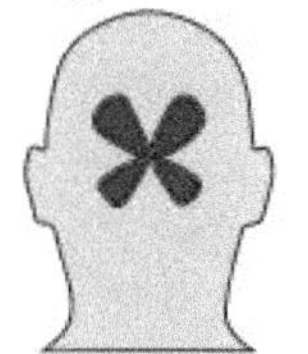 Poskiontelo
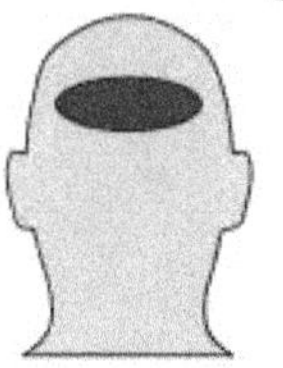 Jännitys
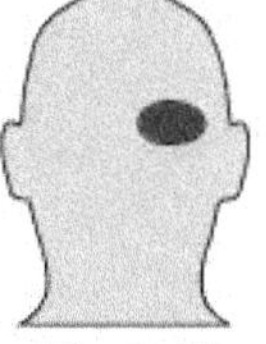 Klusteri
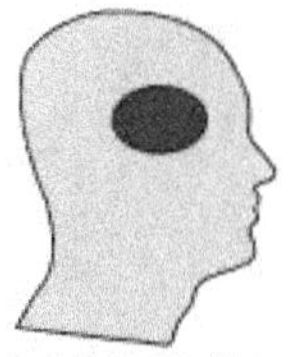 Leukanivelet

Päivämäärä: _______________   **Aika [ ]:** _______________

| ☐ | ☐ | ☐ | ☐ | ☐ | ☐ | _______ |

Kivun vakavuus

1	2	3	4	5	6	7	8	9	10

Liipaisimet

☐ Nälkä		☐ Unettomuus	
☐ Kirkkaat valot		☐ Sairaus	
☐ Kahvi		☐ Väsymys	
☐ Stressi työssä		☐ Hajut / Tuoksut	
☐ Stressi kotona		☐ Liike	
☐ Väliin jääneet ateriat		☐ Silmien rasitus	
☐ Ahdistus		☐ _______________	

Avustustoimenpiteet

Lääkitys	
Vesi	
Nukkua	
Harjoitus	
Muut	
Muut	

Huomautukset:

Migreeni lokikirja

Migreeni lokikirja

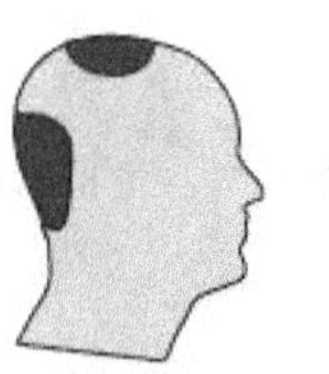
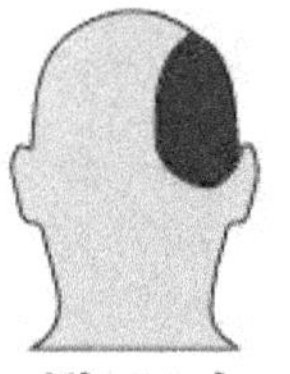
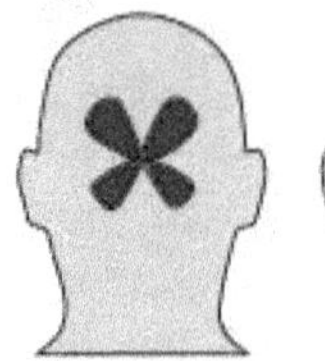
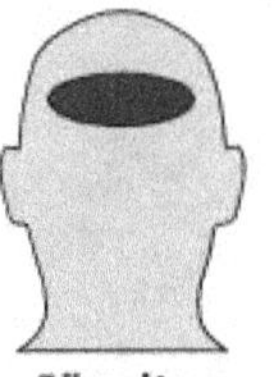
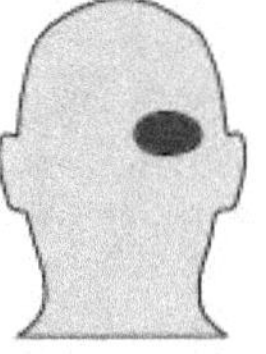
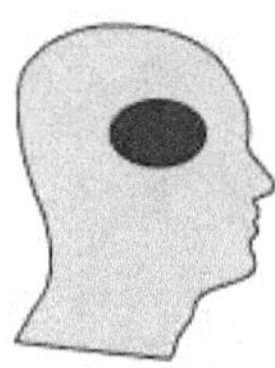

| Kaula | Migreeni | Poskiontelo | Jännitys | Klusteri | Leukanivelet |

Päivämäärä: _____________ **Aika [ ]:** _____________ _________

☐ ☐ ☐ ☐ ☐ ☐ 🌡 _________

Kivun vakavuus

1	2	3	4	5	6	7	8	9	10

Liipaisimet

☐ Nälkä	☐ Unettomuus
☐ Kirkkaat valot	☐ Sairaus
☐ Kahvi	☐ Väsymys
☐ Stressi työssä	☐ Hajut / Tuoksut
☐ Stressi kotona	☐ Liike
☐ Väliin jääneet ateriat	☐ Silmien rasitus
☐ Ahdistus	☐ _____________

Avustustoimenpiteet

Lääkitys	
Vesi	
Nukkua	
Harjoitus	
Muut	
Muut	

Huomautukset: _________________________________

Migreeni lokikirja

Migreeni lokikirja

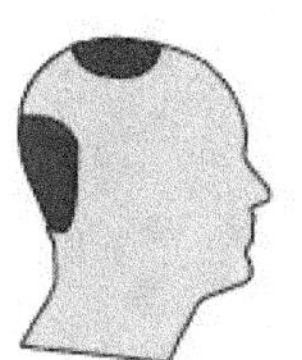 Kaula
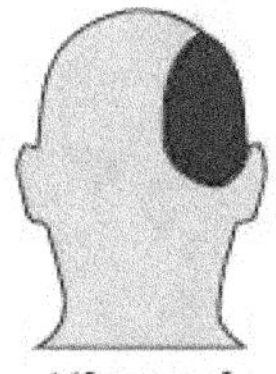 Migreeni
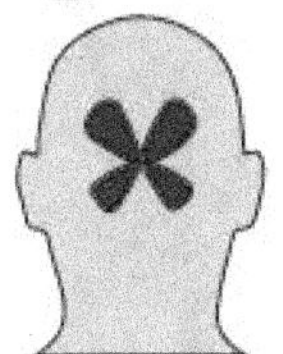 Poskiontelo
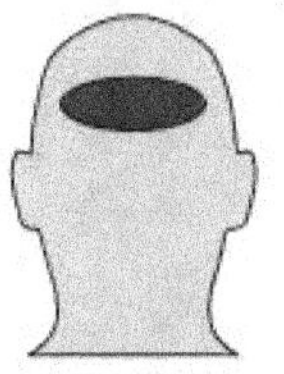 Jännitys
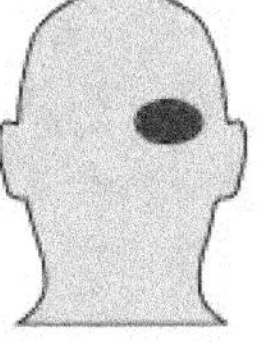 Klusteri
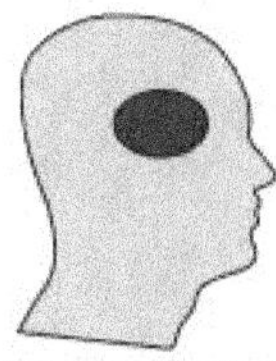 Leukanivelet

Päivämäärä: _______________ **Aika [ ]:** _______________ _______________

☐ ☐ ☐ ☐ ☐ ☐ 🌡 _______________

Kivun vakavuus

1	2	3	4	5	6	7	8	9	10

Liipaisimet

☐ Nälkä	☐ Unettomuus
☐ Kirkkaat valot	☐ Sairaus
☐ Kahvi	☐ Väsymys
☐ Stressi työssä	☐ Hajut / Tuoksut
☐ Stressi kotona	☐ Liike
☐ Väliin jääneet ateriat	☐ Silmien rasitus
☐ Ahdistus	☐ _______________

Avustustoimenpiteet

Lääkitys	
Vesi	
Nukkua	
Harjoitus	
Muut	
Muut	

Huomautukset: _______________________________________

Migreeni lokikirja

Migreeni lokikirja

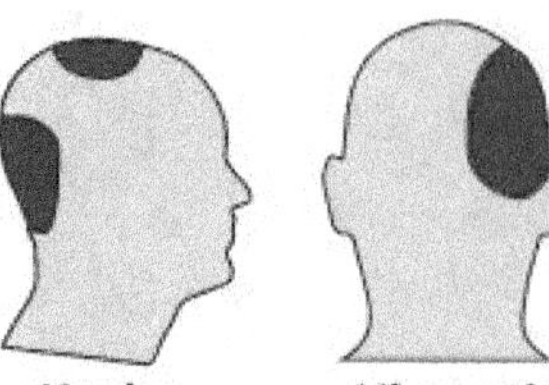
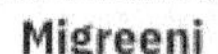
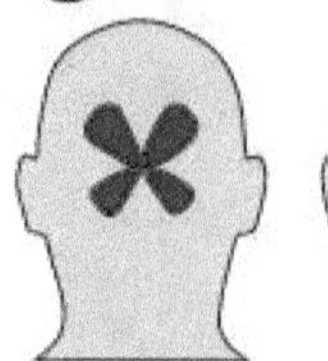
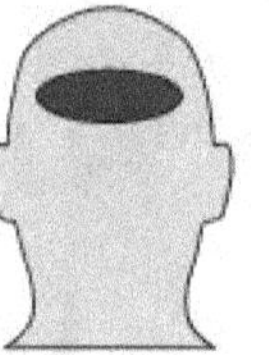
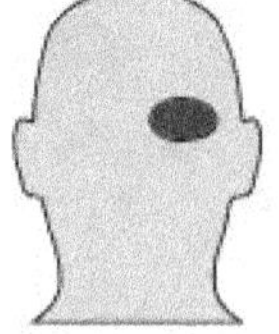
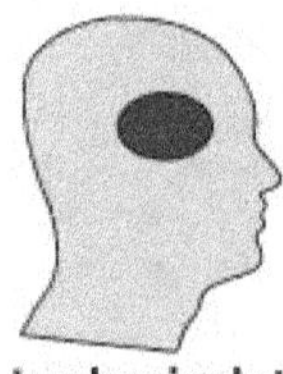

| Kaula | Migreeni | Poskiontelo | Jännitys | Klusteri | Leukanivelet |

Päivämäärä: _______________   **Aika [ ]:** _______________ _______________

☐ ☀️   ☐   ☐   ☐   ☐   ☐   🌡️ _______________

Kivun vakavuus

1	2	3	4	5	6	7	8	9	10

Liipaisimet

☐ Nälkä	☐ Unettomuus
☐ Kirkkaat valot	☐ Sairaus
☐ Kahvi	☐ Väsymys
☐ Stressi työssä	☐ Hajut / Tuoksut
☐ Stressi kotona	☐ Liike
☐ Väliin jääneet ateriat	☐ Silmien rasitus
☐ Ahdistus	☐ _______________

Avustustoimenpiteet

Lääkitys	
Vesi	
Nukkua	
Harjoitus	
Muut	
Muut	

Huomautukset: _______________

Migreeni lokikirja

Migreeni lokikirja

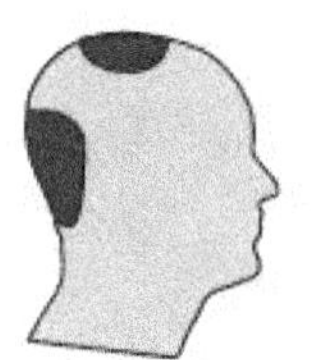
Kaula

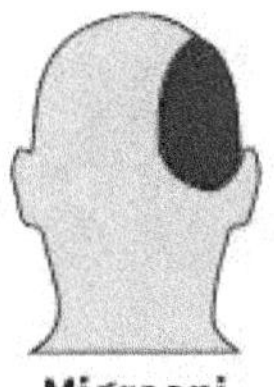
Migreeni

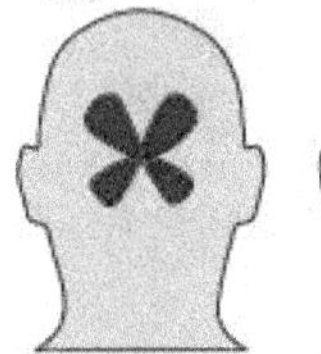
Poskiontelo

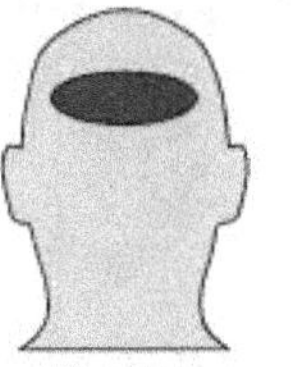
Jännitys

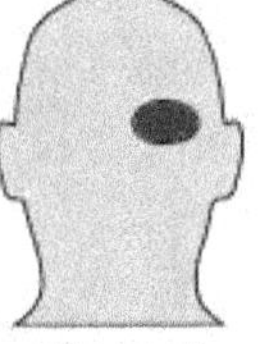
Klusteri

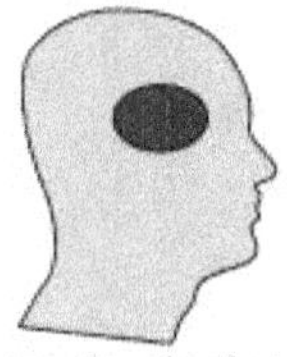
Leukanivelet

Päivämäärä: ______________ **Aika [ ]:** ______________ ______________

☐ ☐ ☐ ☐ ☐ ☐

Kivun vakavuus

1	2	3	4	5	6	7	8	9	10

Liipaisimet

☐ Nälkä	☐ Unettomuus
☐ Kirkkaat valot	☐ Sairaus
☐ Kahvi	☐ Väsymys
☐ Stressi työssä	☐ Hajut / Tuoksut
☐ Stressi kotona	☐ Liike
☐ Väliin jääneet ateriat	☐ Silmien rasitus
☐ Ahdistus	☐ ______________

Avustustoimenpiteet

Lääkitys	
Vesi	
Nukkua	
Harjoitus	
Muut	
Muut	

Huomautukset: ______________

Migreeni lokikirja

Migreeni lokikirja

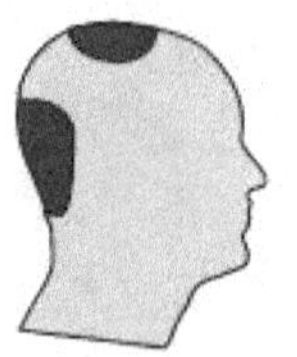 Kaula
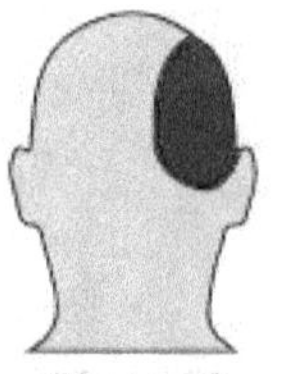 Migreeni
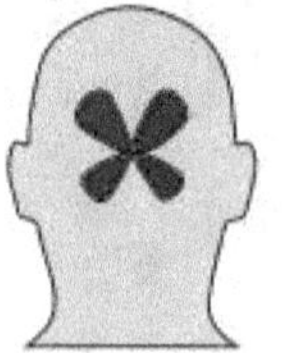 Poskiontelo
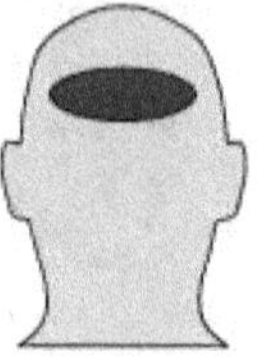 Jännitys
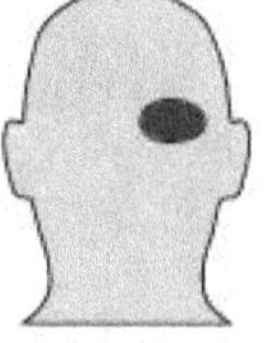 Klusteri
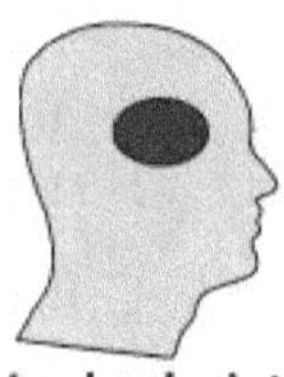 Leukanivelet

Päivämäärä: ______________ **Aika [ ]:** ______________ ______________

☐ ☐ ☐ ☐ ☐ ☐ 🌡 ______________

Kivun vakavuus

1	2	3	4	5	6	7	8	9	10

Liipaisimet

☐ Nälkä   ☐ Unettomuus

☐ Kirkkaat valot   ☐ Sairaus

☐ Kahvi   ☐ Väsymys

☐ Stressi työssä   ☐ Hajut / Tuoksut

☐ Stressi kotona   ☐ Liike

☐ Väliin jääneet ateriat   ☐ Silmien rasitus

☐ Ahdistus   ☐ ______________

Avustustoimenpiteet

Lääkitys	
Vesi	
Nukkua	
Harjoitus	
Muut	
Muut	

Huomautukset: ______________

Migreeni lokikirja

Migreeni lokikirja

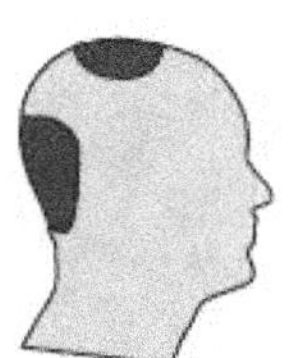 Kaula
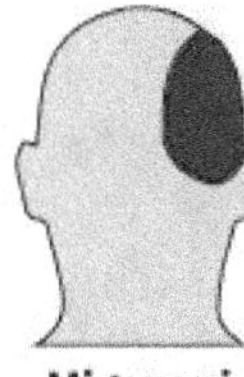 Migreeni
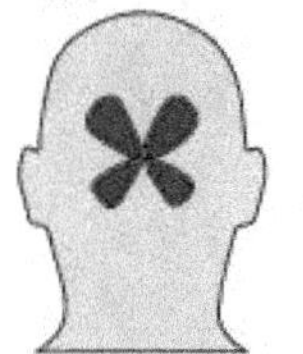 Poskiontelo
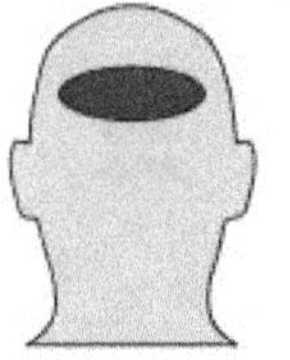 Jännitys
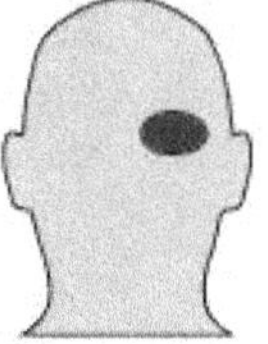 Klusteri
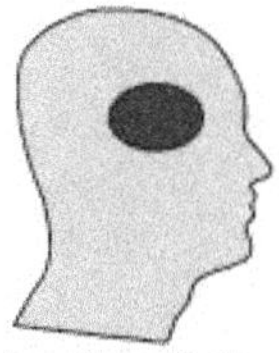 Leukanivelet

Päivämäärä: ______________   **Aika [ ]:** ______________ ______________

☐ ☐ ☐ ☐ ☐ ☐ 🌡 ______

Kivun vakavuus

1	2	3	4	5	6	7	8	9	10

Liipaisimet

☐ Nälkä	☐ Unettomuus
☐ Kirkkaat valot	☐ Sairaus
☐ Kahvi	☐ Väsymys
☐ Stressi työssä	☐ Hajut / Tuoksut
☐ Stressi kotona	☐ Liike
☐ Väliin jääneet ateriat	☐ Silmien rasitus
☐ Ahdistus	☐ ______________

Avustustoimenpiteet

Lääkitys	
Vesi	
Nukkua	
Harjoitus	
Muut	
Muut	

Huomautukset:

Migreeni lokikirja

Migreeni lokikirja

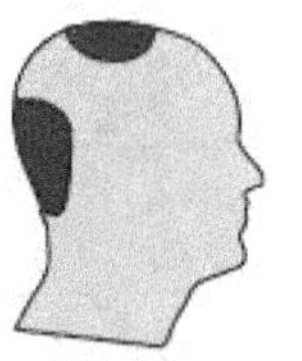 Kaula
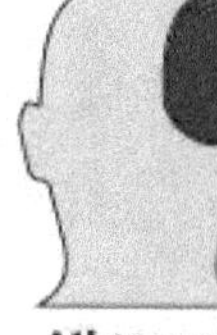 Migreeni
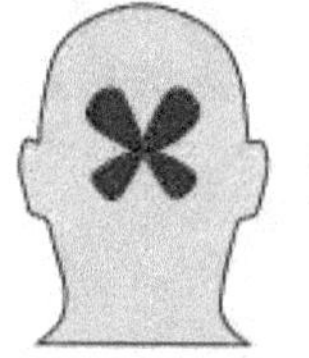 Poskiontelo
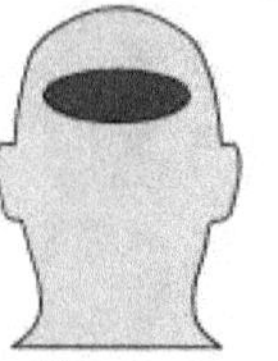 Jännitys
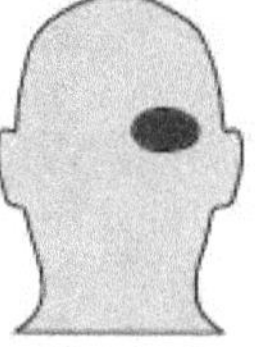 Klusteri
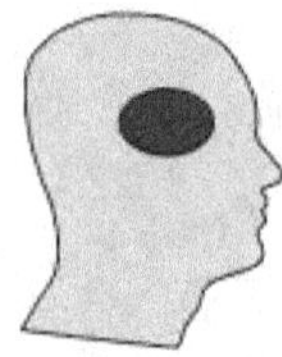 Leukanivelet

Päivämäärä: ______________   **Aika [ ]:** ______________ ______________

☐ ☐ ☐ ☐ ☐ ☐ 🌡 ______

Kivun vakavuus

1	2	3	4	5	6	7	8	9	10

Liipaisimet

☐ Nälkä   ☐ Unettomuus

☐ Kirkkaat valot   ☐ Sairaus

☐ Kahvi   ☐ Väsymys

☐ Stressi työssä   ☐ Hajut / Tuoksut

☐ Stressi kotona   ☐ Liike

☐ Väliin jääneet ateriat ☐ Silmien rasitus

☐ Ahdistus   ☐ ______________

Avustustoimenpiteet

Lääkitys	
Vesi	
Nukkua	
Harjoitus	
Muut	
Muut	

Huomautukset: ______________

Migreeni lokikirja

Migreeni lokikirja

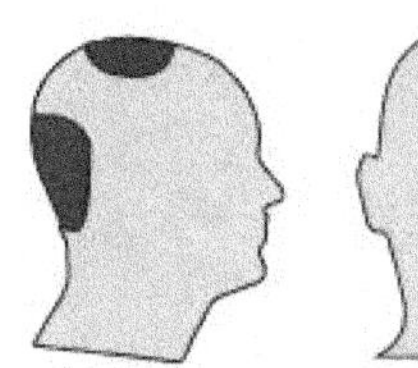 Kaula
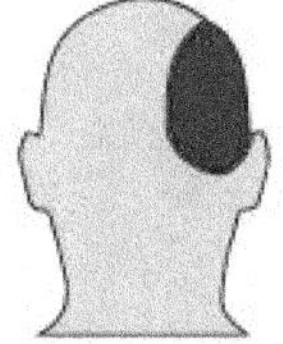 Migreeni
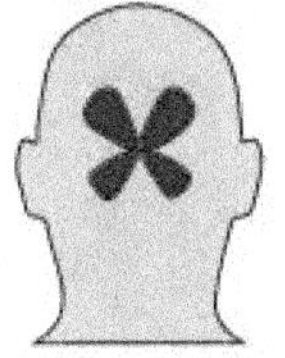 Poskiontelo
Jännitys
Klusteri
Leukanivelet

Päivämäärä: ______________   **Aika [ ]:** ______________   ______________

☐   ☐   ☐   ☐   ☐   ☐   🌡 ______

Kivun vakavuus

1	2	3	4	5	6	7	8	9	10

Liipaisimet

☐ Nälkä	☐ Unettomuus
☐ Kirkkaat valot	☐ Sairaus
☐ Kahvi	☐ Väsymys
☐ Stressi työssä	☐ Hajut / Tuoksut
☐ Stressi kotona	☐ Liike
☐ Väliin jääneet ateriat	☐ Silmien rasitus
☐ Ahdistus	☐ ______________

Avustustoimenpiteet

Lääkitys	
Vesi	
Nukkua	
Harjoitus	
Muut	
Muut	

Huomautukset:

Migreeni lokikirja

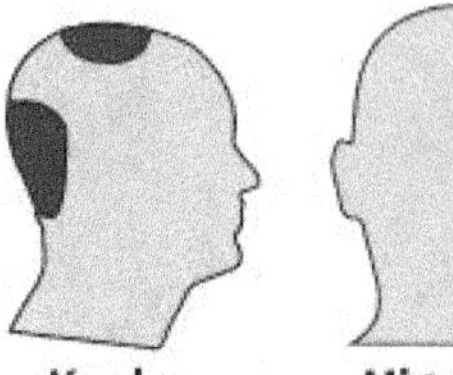 Kaula
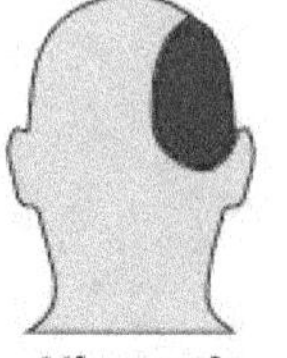 Migreeni
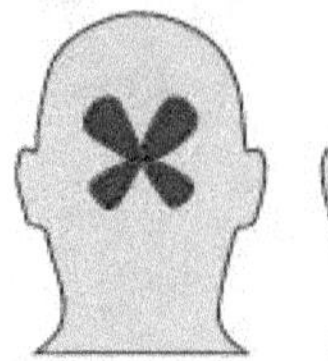 Poskiontelo
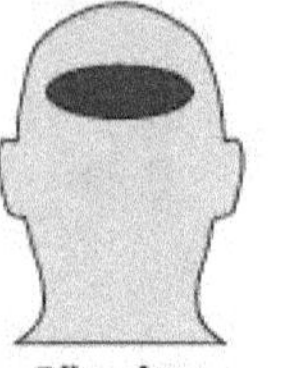 Jännitys
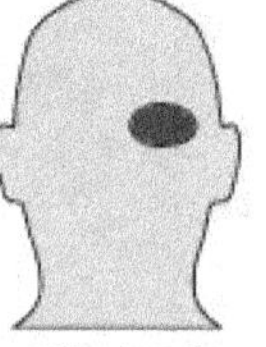 Klusteri
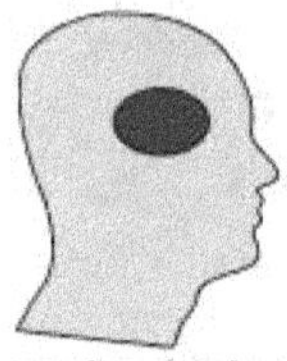 Leukanivelet

Päivämäärä: ______________   **Aika [ ]:** ______________ ______________

☐ ☐ ☐ ☐ ☐ ☐   🌡 ______________

Kivun vakavuus

1	2	3	4	5	6	7	8	9	10

Liipaisimet

☐ Nälkä

☐ Kirkkaat valot

☐ Kahvi

☐ Stressi työssä

☐ Stressi kotona

☐ Väliin jääneet ateriat

☐ Ahdistus

☐ Unettomuus

☐ Sairaus

☐ Väsymys

☐ Hajut / Tuoksut

☐ Liike

☐ Silmien rasitus

☐ ______________

Avustustoimenpiteet

Lääkitys	
Vesi	
Nukkua	
Harjoitus	
Muut	
Muut	

Huomautukset: ____

Migreeni lokikirja

Migreeni lokikirja

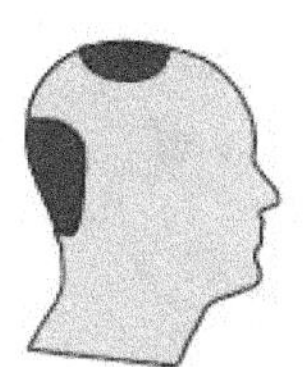 Kaula
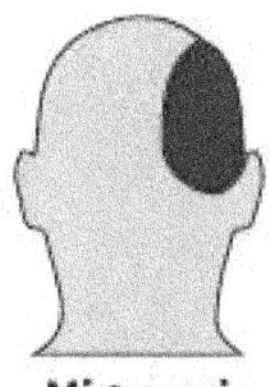 Migreeni
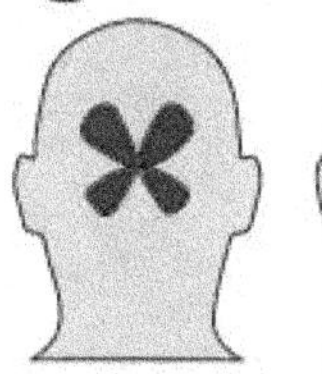 Poskiontelo
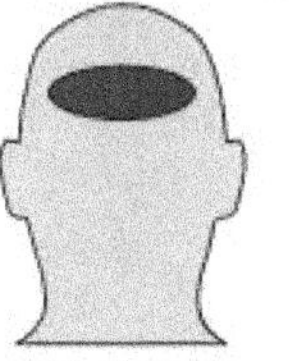 Jännitys
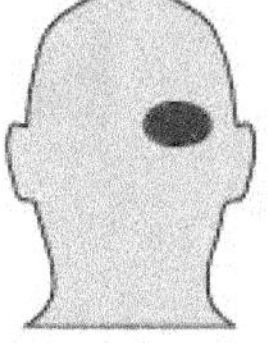 Klusteri
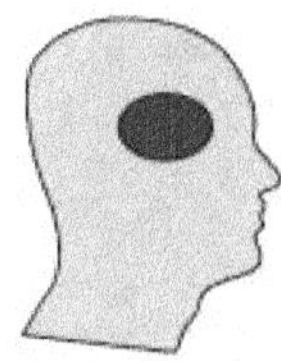 Leukanivelet

Päivämäärä: _______________   **Aika [ ]:** _______________

☐ ☐ ☐ ☐ ☐ ☐ 🌡 _______

Kivun vakavuus

1	2	3	4	5	6	7	8	9	10

Liipaisimet

☐ Nälkä		☐ Unettomuus	
☐ Kirkkaat valot		☐ Sairaus	
☐ Kahvi		☐ Väsymys	
☐ Stressi työssä		☐ Hajut / Tuoksut	
☐ Stressi kotona		☐ Liike	
☐ Väliin jääneet ateriat		☐ Silmien rasitus	
☐ Ahdistus		☐ _______________	

Avustustoimenpiteet

Lääkitys	
Vesi	
Nukkua	
Harjoitus	
Muut	
Muut	

Huomautukset: _______________________________

Migreeni lokikirja

Migreeni lokikirja

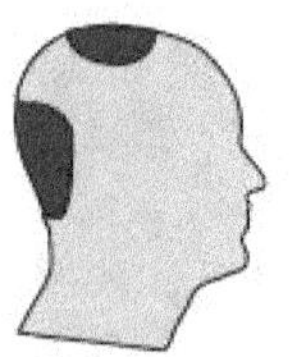 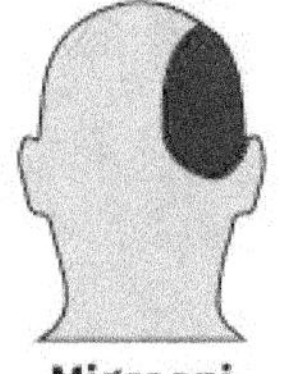 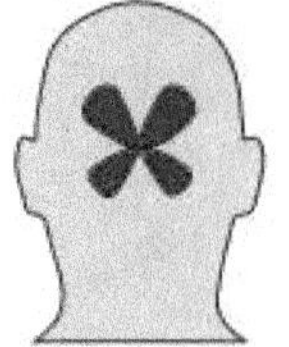 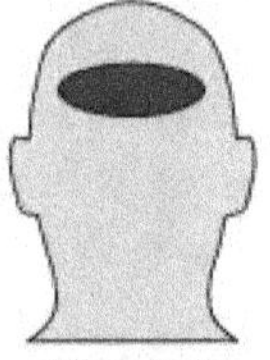 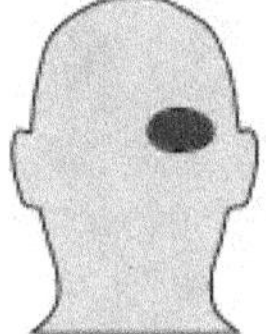 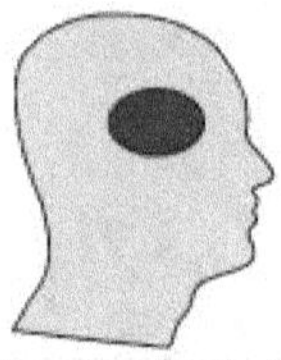

| Kaula | Migreeni | Poskiontelo | Jännitys | Klusteri | Leukanivelet |

Päivämäärä: ________________   **Aika [ ]:** ________________ ________________

☐ ☐ ☐ ☐ ☐ ☐

Kivun vakavuus

| 1 | 2 | 3 | 4 | 5 | 6 | 7 | 8 | 9 | 10 |

Liipaisimet

☐ Nälkä	☐ Unettomuus
☐ Kirkkaat valot	☐ Sairaus
☐ Kahvi	☐ Väsymys
☐ Stressi työssä	☐ Hajut / Tuoksut
☐ Stressi kotona	☐ Liike
☐ Väliin jääneet ateriat	☐ Silmien rasitus
☐ Ahdistus	☐ ________________

Avustustoimenpiteet

Lääkitys	
Vesi	
Nukkua	
Harjoitus	
Muut	
Muut	

Huomautukset:

Migreeni lokikirja

Migreeni lokikirja

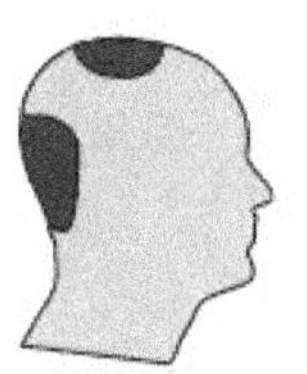 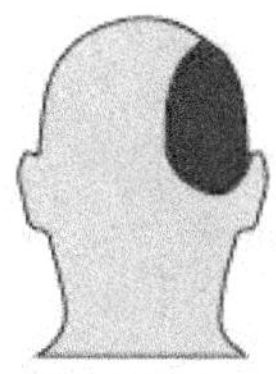 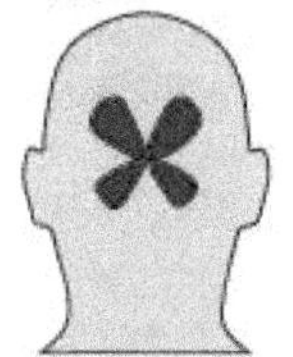 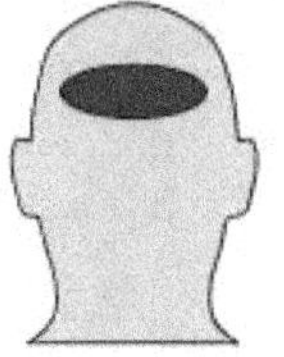 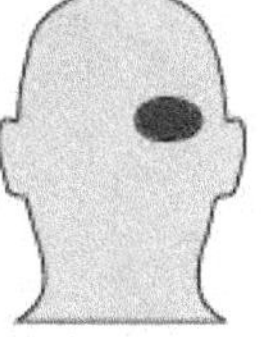 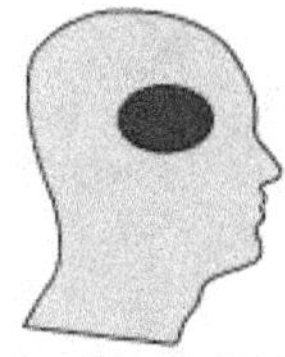

Kaula	Migreeni	Poskiontelo	Jännitys	Klusteri	Leukanivelet

Päivämäärä: ______________ **Aika [ ]:** ______________ ______________

☐ ☐ ☐ ☐ ☐ ☐ 🌡 ______

Kivun vakavuus

1	2	3	4	5	6	7	8	9	10

Liipaisimet

☐ Nälkä	☐ Unettomuus
☐ Kirkkaat valot	☐ Sairaus
☐ Kahvi	☐ Väsymys
☐ Stressi työssä	☐ Hajut / Tuoksut
☐ Stressi kotona	☐ Liike
☐ Väliin jääneet ateriat	☐ Silmien rasitus
☐ Ahdistus	☐ ______________

Avustustoimenpiteet

Lääkitys	
Vesi	
Nukkua	
Harjoitus	
Muut	
Muut	

Huomautukset:

Migreeni lokikirja

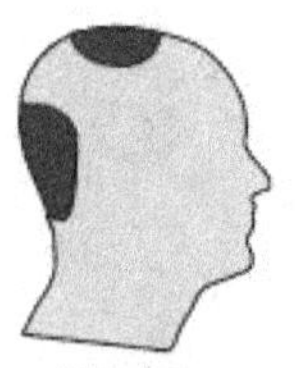 Kaula
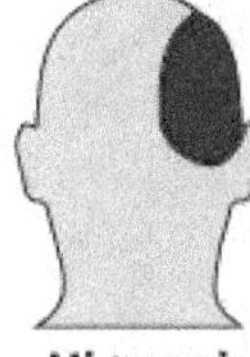 Migreeni
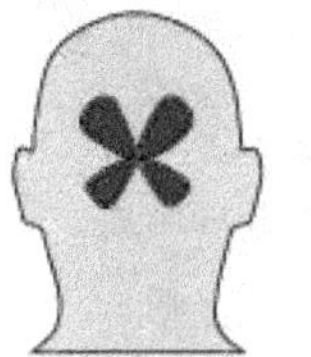 Poskiontelo
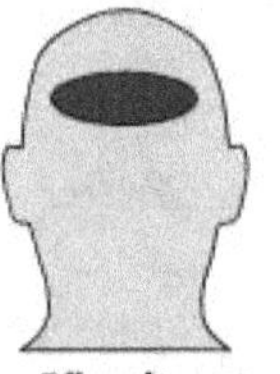 Jännitys
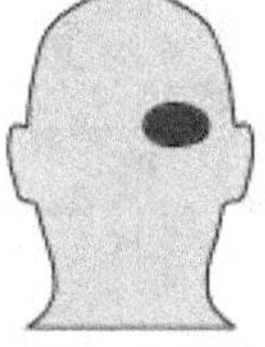 Klusteri
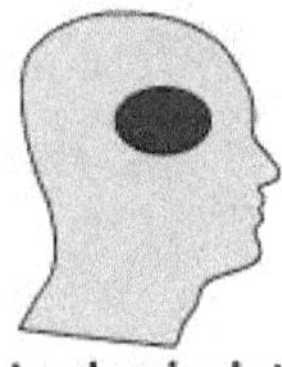 Leukanivelet

Päivämäärä: _____________   **Aika [ ]:** _____________   _____________

☼ ☁ ⛅ 🌧 🌧 🌨   🌡 _________

Kivun vakavuus

1	2	3	4	5	6	7	8	9	10

Liipaisimet

- ☐ Nälkä
- ☐ Kirkkaat valot
- ☐ Kahvi
- ☐ Stressi työssä
- ☐ Stressi kotona
- ☐ Väliin jääneet ateriat
- ☐ Ahdistus

- ☐ Unettomuus
- ☐ Sairaus
- ☐ Väsymys
- ☐ Hajut / Tuoksut
- ☐ Liike
- ☐ Silmien rasitus
- ☐ _____________

Avustustoimenpiteet

Lääkitys	
Vesi	
Nukkua	
Harjoitus	
Muut	
Muut	

Huomautukset:

Migreeni lokikirja

Migreeni lokikirja

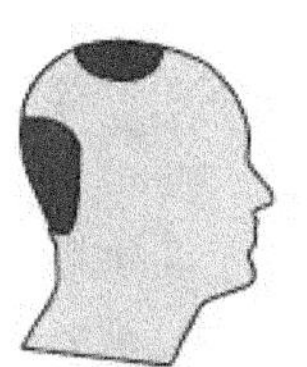
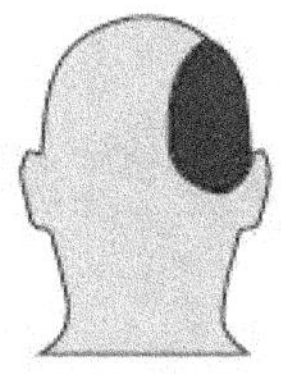
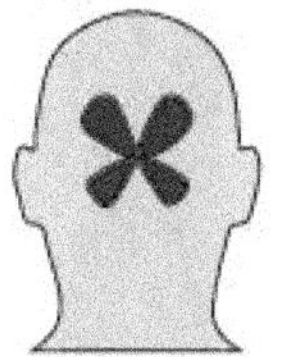
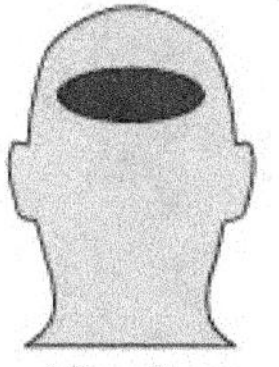
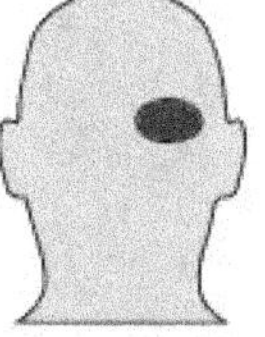
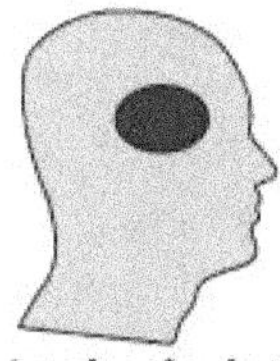

| Kaula | Migreeni | Poskiontelo | Jännitys | Klusteri | Leukanivelet |

Päivämäärä: _______________   **Aika [ ]:** _______________   _______________

☐ ☐ ☐ ☐ ☐ ☐ 🌡 _______________

Kivun vakavuus

1	2	3	4	5	6	7	8	9	10

Liipaisimet

☐ Nälkä	☐ Unettomuus
☐ Kirkkaat valot	☐ Sairaus
☐ Kahvi	☐ Väsymys
☐ Stressi työssä	☐ Hajut / Tuoksut
☐ Stressi kotona	☐ Liike
☐ Väliin jääneet ateriat	☐ Silmien rasitus
☐ Ahdistus	☐ _______________

Avustustoimenpiteet

Lääkitys	
Vesi	
Nukkua	
Harjoitus	
Muut	
Muut	

Huomautukset:

Migreeni lokikirja

Migreeni lokikirja

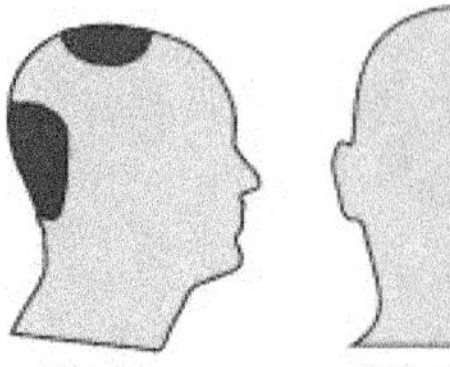

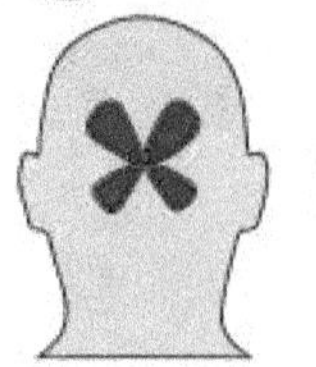
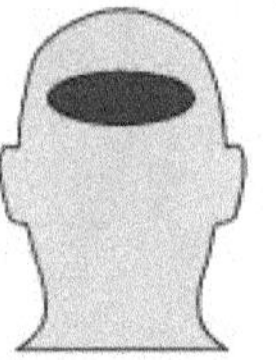
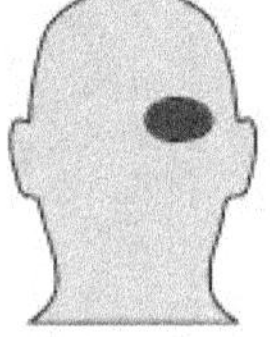
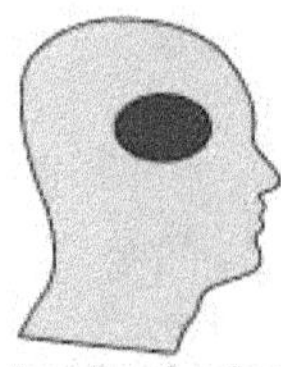

Kaula	Migreeni	Poskiontelo	Jännitys	Klusteri	Leukanivelet

Päivämäärä: _____________   **Aika [ ]:** _____________   _____________

☐   ☐   ☐   ☐   ☐   ☐   🌡 _____________

Kivun vakavuus

1	2	3	4	5	6	7	8	9	10

Liipaisimet

- ☐ Nälkä
- ☐ Kirkkaat valot
- ☐ Kahvi
- ☐ Stressi työssä
- ☐ Stressi kotona
- ☐ Väliin jääneet ateriat
- ☐ Ahdistus

- ☐ Unettomuus
- ☐ Sairaus
- ☐ Väsymys
- ☐ Hajut / Tuoksut
- ☐ Liike
- ☐ Silmien rasitus
- ☐ _____________

Avustustoimenpiteet

Lääkitys	
Vesi	
Nukkua	
Harjoitus	
Muut	
Muut	

Huomautukset: ____

Migreeni lokikirja

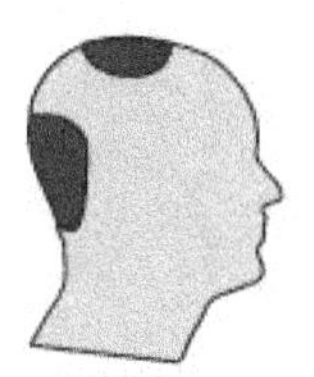 Kaula
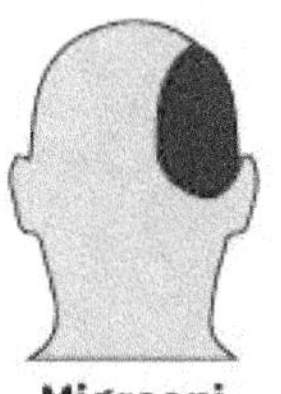 Migreeni
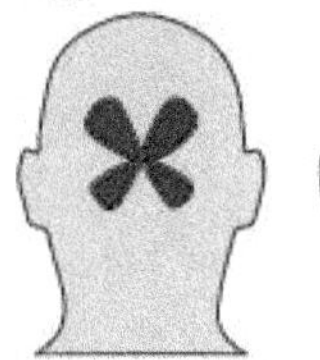 Poskiontelo
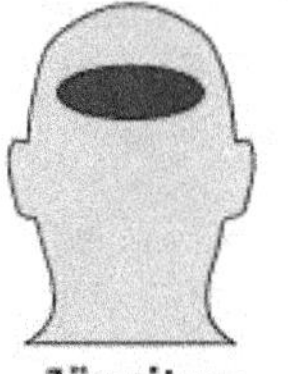 Jännitys
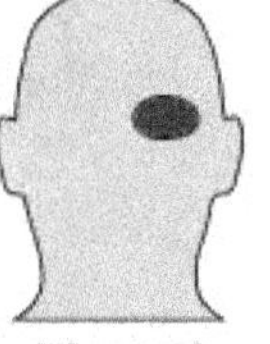 Klusteri
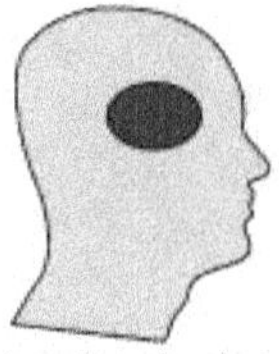 Leukanivelet

Päivämäärä: _____________   **Aika [ ]:** _____________ _____________

Kivun vakavuus

1	2	3	4	5	6	7	8	9	10

Liipaisimet

- ☐ Nälkä
- ☐ Kirkkaat valot
- ☐ Kahvi
- ☐ Stressi työssä
- ☐ Stressi kotona
- ☐ Väliin jääneet ateriat
- ☐ Ahdistus

- ☐ Unettomuus
- ☐ Sairaus
- ☐ Väsymys
- ☐ Hajut / Tuoksut
- ☐ Liike
- ☐ Silmien rasitus
- ☐ _____________

Avustustoimenpiteet

Lääkitys	
Vesi	
Nukkua	
Harjoitus	
Muut	
Muut	

Huomautukset: _____________

Migreeni lokikirja

Migreeni lokikirja

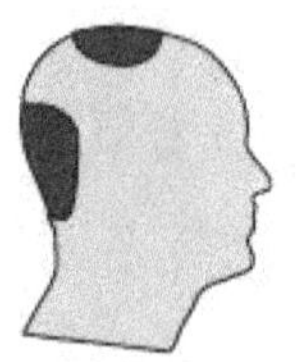 Kaula
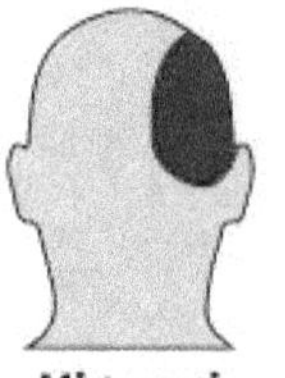 Migreeni
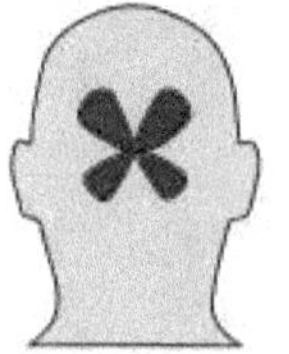 Poskiontelo
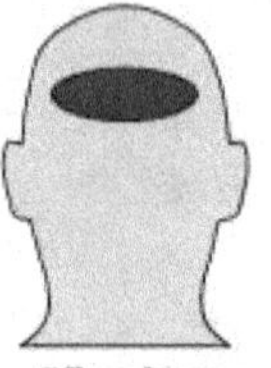 Jännitys
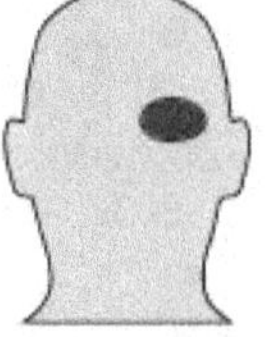 Klusteri
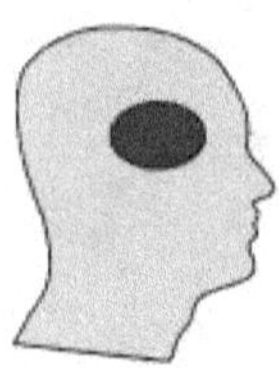 Leukanivelet

Päivämäärä: _____________   Aika [ ]: _____________

☀ ☐   ⛅ ☐   🌦 ☐   🌧 ☐   🌧 ☐   🌨 ☐   🌡 _________

Kivun vakavuus

1	2	3	4	5	6	7	8	9	10

Liipaisimet

☐ Nälkä   ☐ Unettomuus

☐ Kirkkaat valot   ☐ Sairaus

☐ Kahvi   ☐ Väsymys

☐ Stressi työssä   ☐ Hajut / Tuoksut

☐ Stressi kotona   ☐ Liike

☐ Väliin jääneet ateriat ☐ Silmien rasitus

☐ Ahdistus   ☐ _______________

Avustustoimenpiteet

Lääkitys	
Vesi	
Nukkua	
Harjoitus	
Muut	
Muut	

Huomautukset: _______________________________

Migreeni lokikirja

Migreeni lokikirja

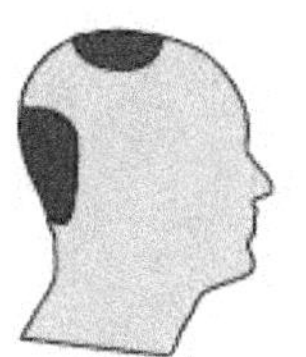 Kaula
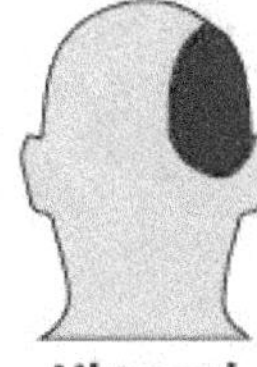 Migreeni
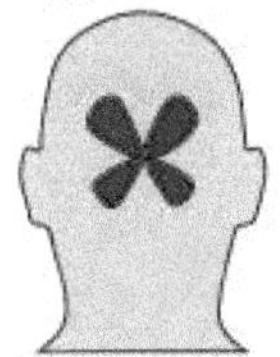 Poskiontelo
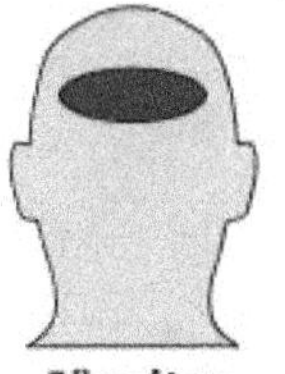 Jännitys
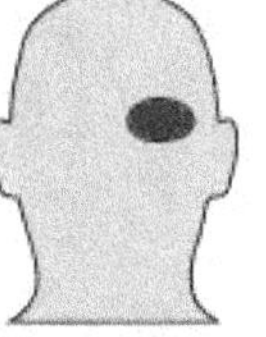 Klusteri
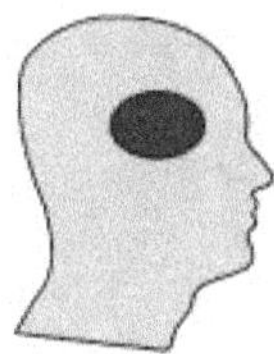 Leukanivelet

Päivämäärä: ___________________ **Aika [ ]:** ___________ ___________

☐ ☐ ☐ ☐ ☐ ☐ 🌡 ___________

Kivun vakavuus

1	2	3	4	5	6	7	8	9	10

Liipaisimet

☐ Nälkä		☐ Unettomuus	
☐ Kirkkaat valot		☐ Sairaus	
☐ Kahvi		☐ Väsymys	
☐ Stressi työssä		☐ Hajut / Tuoksut	
☐ Stressi kotona		☐ Liike	
☐ Väliin jääneet ateriat		☐ Silmien rasitus	
☐ Ahdistus		☐ _______________	

Avustustoimenpiteet

Lääkitys	
Vesi	
Nukkua	
Harjoitus	
Muut	
Muut	

Huomautukset: ____

Migreeni lokikirja

Migreeni lokikirja

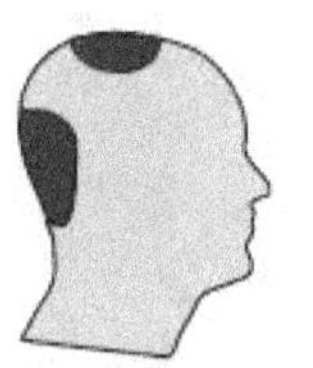 Kaula
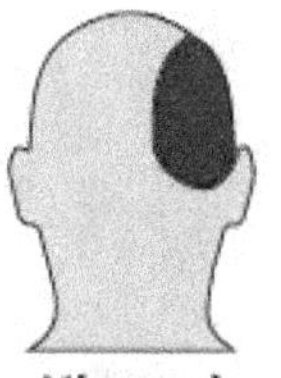 Migreeni
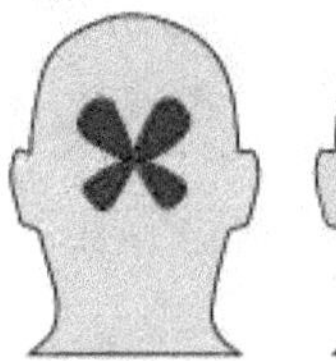 Poskiontelo
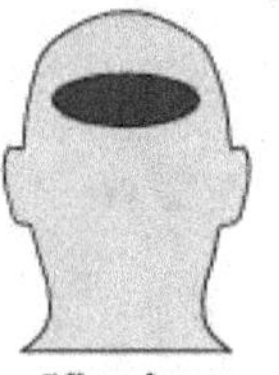 Jännitys
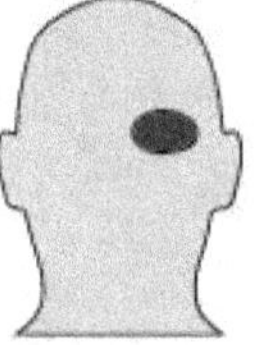 Klusteri
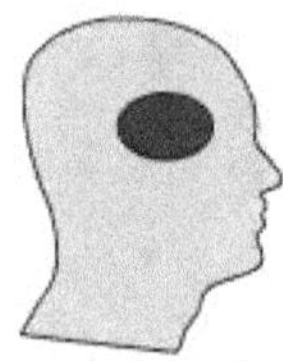 Leukanivelet

Päivämäärä: ______________   **Aika [ ]:** ______________

☐ ☐ ☐ ☐ ☐ ☐

Kivun vakavuus

1	2	3	4	5	6	7	8	9	10

Liipaisimet

☐ Nälkä	☐ Unettomuus
☐ Kirkkaat valot	☐ Sairaus
☐ Kahvi	☐ Väsymys
☐ Stressi työssä	☐ Hajut / Tuoksut
☐ Stressi kotona	☐ Liike
☐ Väliin jääneet ateriat	☐ Silmien rasitus
☐ Ahdistus	☐ ______________

Avustustoimenpiteet

Lääkitys	
Vesi	
Nukkua	
Harjoitus	
Muut	
Muut	

Huomautukset: ______________

Migreeni lokikirja

Migreeni lokikirja

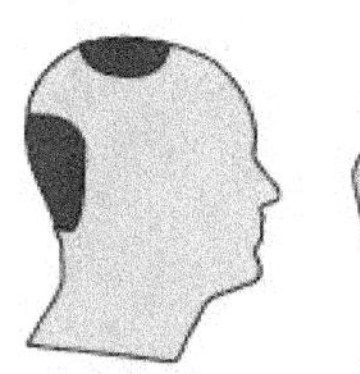 Kaula
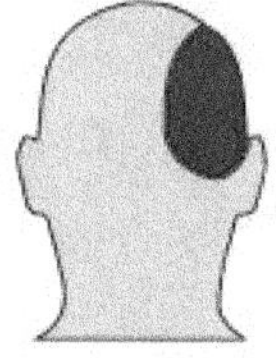 Migreeni
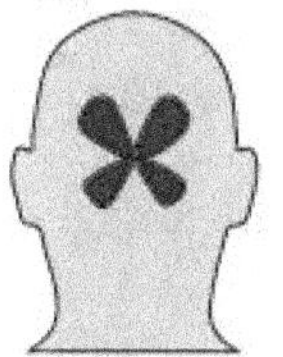 Poskiontelo
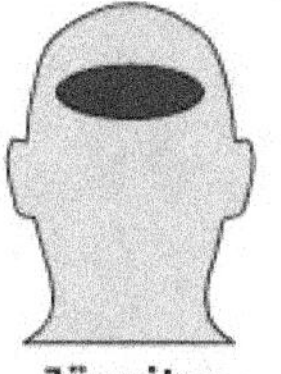 Jännitys
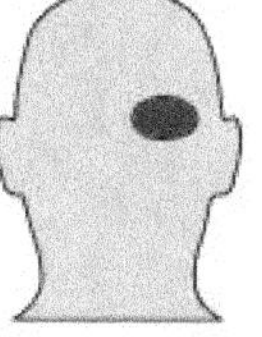 Klusteri
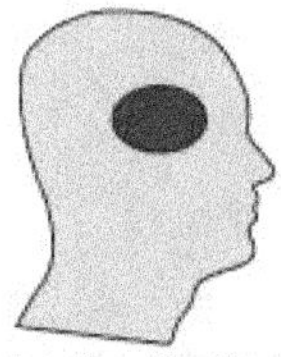 Leukanivelet

Päivämäärä: _______________   **Aika [ ]:** _______________

☐   ☐   ☐   ☐   ☐   ☐   _______________

Kivun vakavuus

1	2	3	4	5	6	7	8	9	10

Liipaisimet

☐ Nälkä   ☐ Unettomuus

☐ Kirkkaat valot   ☐ Sairaus

☐ Kahvi   ☐ Väsymys

☐ Stressi työssä   ☐ Hajut / Tuoksut

☐ Stressi kotona   ☐ Liike

☐ Väliin jääneet ateriat   ☐ Silmien rasitus

☐ Ahdistus   ☐ _______________

Avustustoimenpiteet

Lääkitys	
Vesi	
Nukkua	
Harjoitus	
Muut	
Muut	

Huomautukset: _______________

Migreeni lokikirja

Migreeni lokikirja

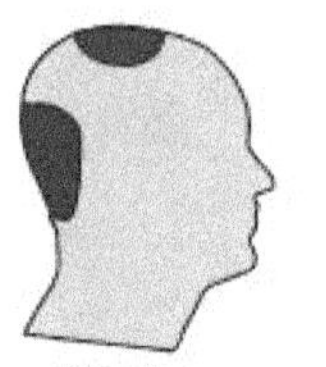 Kaula
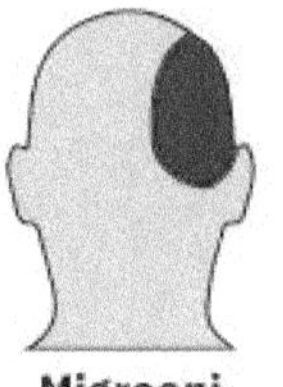 Migreeni
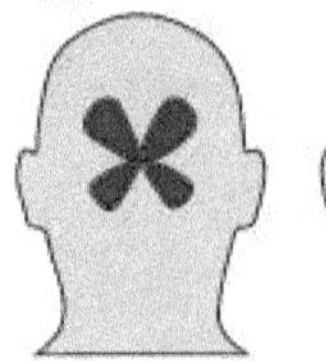 Poskiontelo
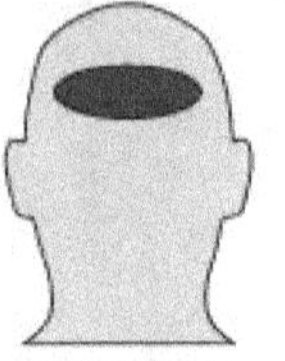 Jännitys
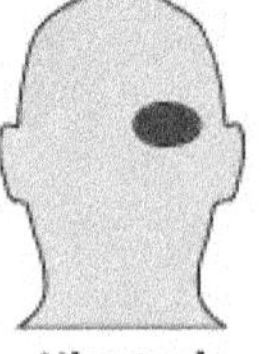 Klusteri
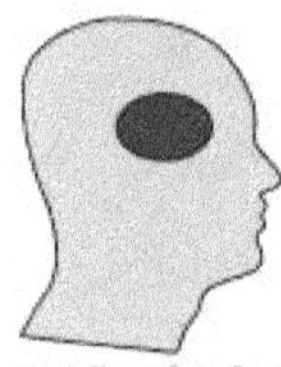 Leukanivelet

Päivämäärä: _____________ **Aika [ ]:** _____________

☐ ☐ ☐ ☐ ☐ ☐ 🌡 _______

Kivun vakavuus

1	2	3	4	5	6	7	8	9	10

Liipaisimet

☐ Nälkä ☐ Unettomuus

☐ Kirkkaat valot ☐ Sairaus

☐ Kahvi ☐ Väsymys

☐ Stressi työssä ☐ Hajut / Tuoksut

☐ Stressi kotona ☐ Liike

☐ Väliin jääneet ateriat ☐ Silmien rasitus

☐ Ahdistus ☐ _____________

Avustustoimenpiteet

Lääkitys	
Vesi	
Nukkua	
Harjoitus	
Muut	
Muut	

Huomautukset: _____________________________

Migreeni lokikirja

Migreeni lokikirja

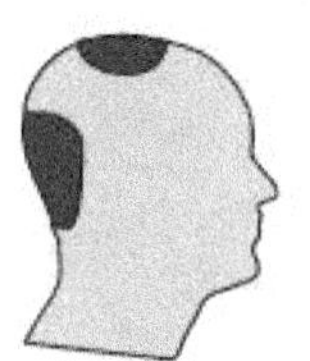 Kaula   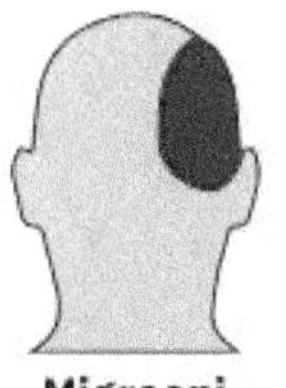 Migreeni   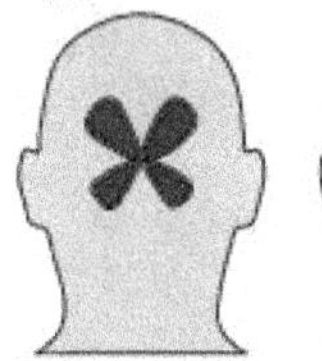 Poskiontelo   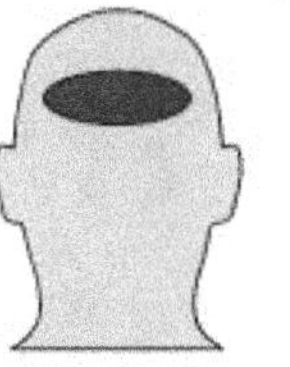 Jännitys   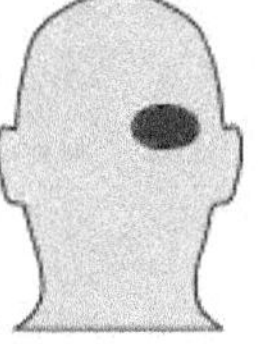 Klusteri   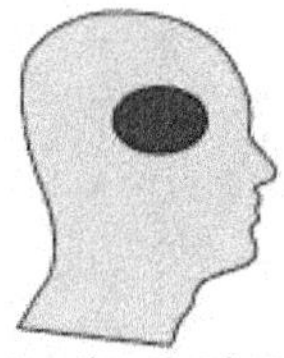 Leukanivelet

Päivämäärä: _______________ **Aika [ ]:** _______________

☐ ☐ ☐ ☐ ☐ ☐ 🌡 _______

Kivun vakavuus

1	2	3	4	5	6	7	8	9	10

Liipaisimet

☐ Nälkä   ☐ Unettomuus

☐ Kirkkaat valot   ☐ Sairaus

☐ Kahvi   ☐ Väsymys

☐ Stressi työssä   ☐ Hajut / Tuoksut

☐ Stressi kotona   ☐ Liike

☐ Väliin jääneet ateriat   ☐ Silmien rasitus

☐ Ahdistus   ☐ _______________

Avustustoimenpiteet

Lääkitys	
Vesi	
Nukkua	
Harjoitus	
Muut	
Muut	

Huomautukset:

Migreeni lokikirja

Migreeni lokikirja

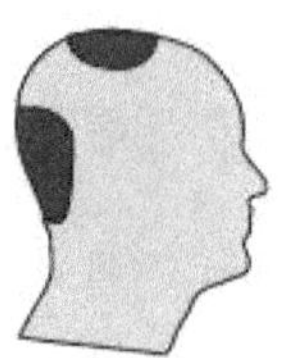 Kaula
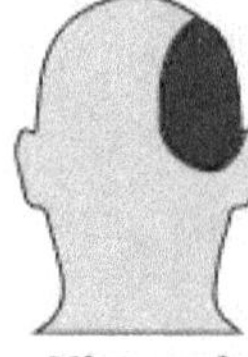 Migreeni
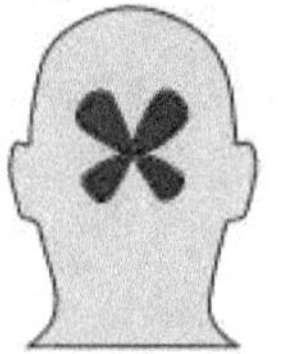 Poskiontelo
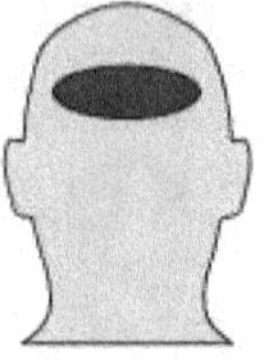 Jännitys
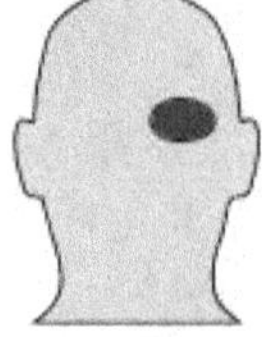 Klusteri
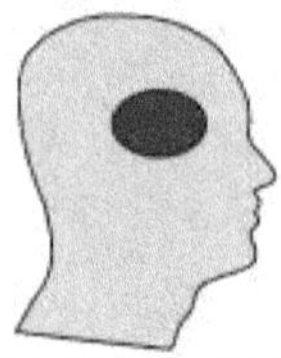 Leukanivelet

Päivämäärä: ___________   **Aika [ ]:** ___________

☐   ☐   ☐   ☐   ☐   ☐   ___________

Kivun vakavuus

1	2	3	4	5	6	7	8	9	10

Liipaisimet

☐ Nälkä	☐ Unettomuus
☐ Kirkkaat valot	☐ Sairaus
☐ Kahvi	☐ Väsymys
☐ Stressi työssä	☐ Hajut / Tuoksut
☐ Stressi kotona	☐ Liike
☐ Väliin jääneet ateriat	☐ Silmien rasitus
☐ Ahdistus	☐ _______________

Avustustoimenpiteet

Lääkitys	
Vesi	
Nukkua	
Harjoitus	
Muut	
Muut	

Huomautukset: ___________

Migreeni lokikirja

Migreeni lokikirja

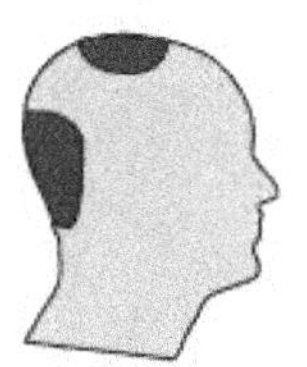 Kaula
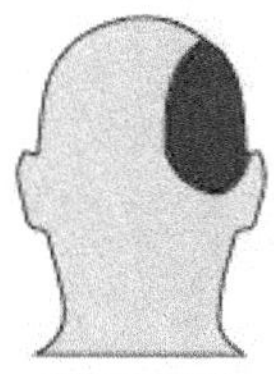 Migreeni
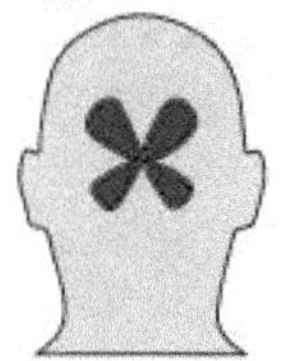 Poskiontelo
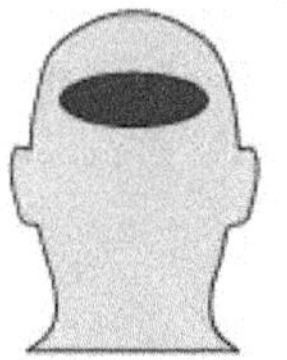 Jännitys
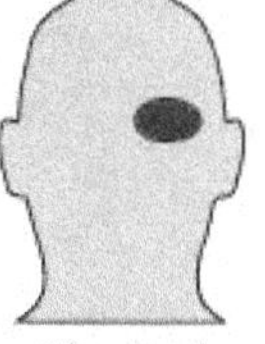 Klusteri
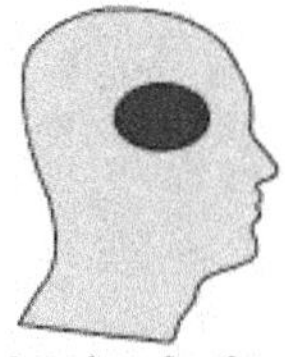 Leukanivelet

Päivämäärä: _______________ **Aika [ ]:** _______________

☐ ☐ ☐ ☐ ☐ ☐ 🌡 _______

Kivun vakavuus

1	2	3	4	5	6	7	8	9	10

Liipaisimet

☐ Nälkä   ☐ Unettomuus

☐ Kirkkaat valot   ☐ Sairaus

☐ Kahvi   ☐ Väsymys

☐ Stressi työssä   ☐ Hajut / Tuoksut

☐ Stressi kotona   ☐ Liike

☐ Väliin jääneet ateriat   ☐ Silmien rasitus

☐ Ahdistus   ☐ _______________

Avustustoimenpiteet

Lääkitys	
Vesi	
Nukkua	
Harjoitus	
Muut	
Muut	

Huomautukset: _______________________

Migreeni lokikirja

Migreeni lokikirja

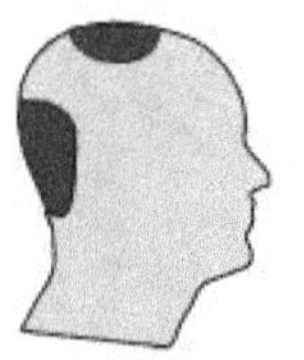 Kaula
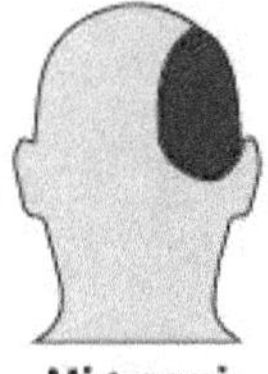 Migreeni
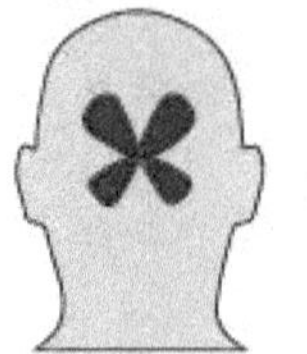 Poskiontelo
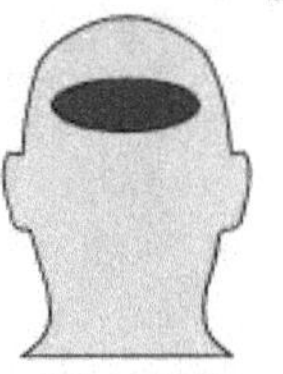 Jännitys
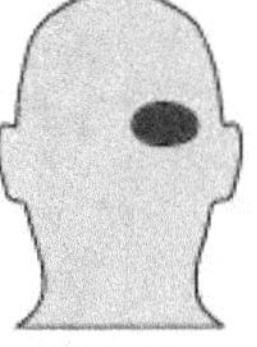 Klusteri
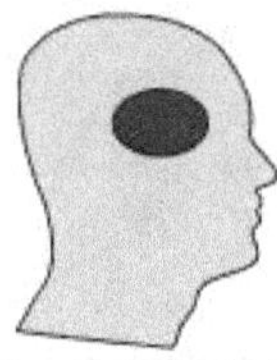 Leukanivelet

Päivämäärä: _____________ **Aika [ ]:** _____________ _______

☐ ☐ ☐ ☐ ☐ ☐ 🌡 _______

Kivun vakavuus

1	2	3	4	5	6	7	8	9	10

Liipaisimet

☐ Nälkä	☐ Unettomuus
☐ Kirkkaat valot	☐ Sairaus
☐ Kahvi	☐ Väsymys
☐ Stressi työssä	☐ Hajut / Tuoksut
☐ Stressi kotona	☐ Liike
☐ Väliin jääneet ateriat	☐ Silmien rasitus
☐ Ahdistus	☐ _____________

Avustustoimenpiteet

Lääkitys	
Vesi	
Nukkua	
Harjoitus	
Muut	
Muut	

Huomautukset: _______________________________

Migreeni lokikirja

Migreeni lokikirja

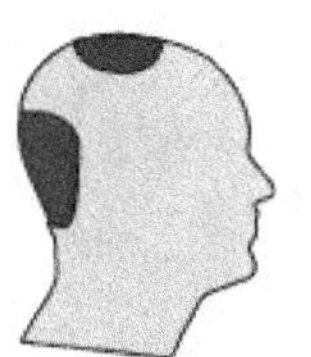

Kaula

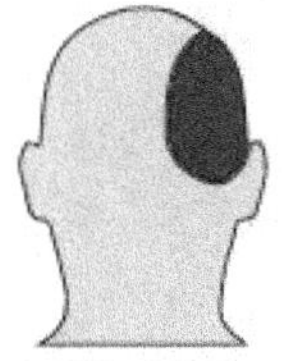

Migreeni

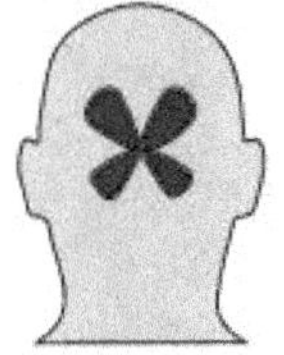

Poskiontelo

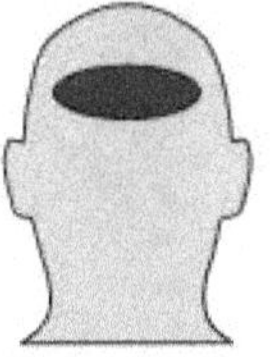

Jännitys

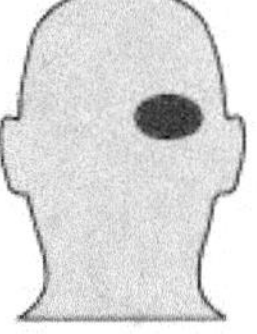

Klusteri

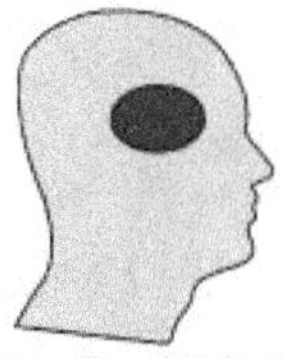

Leukanivelet

Päivämäärä: _____________   **Aika [ ]:** _________   _________

☐ ☐ ☐ ☐ ☐ ☐   🌡 _________

Kivun vakavuus

1	2	3	4	5	6	7	8	9	10

Liipaisimet

☐ Nälkä		☐ Unettomuus
☐ Kirkkaat valot		☐ Sairaus
☐ Kahvi		☐ Väsymys
☐ Stressi työssä		☐ Hajut / Tuoksut
☐ Stressi kotona		☐ Liike
☐ Väliin jääneet ateriat		☐ Silmien rasitus
☐ Ahdistus		☐ _____________

Avustustoimenpiteet

Lääkitys	
Vesi	
Nukkua	
Harjoitus	
Muut	
Muut	

Huomautukset:

Migreeni lokikirja

Migreeni lokikirja

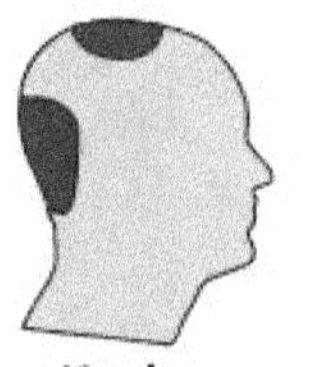 Kaula
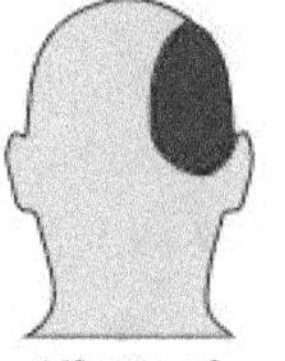 Migreeni
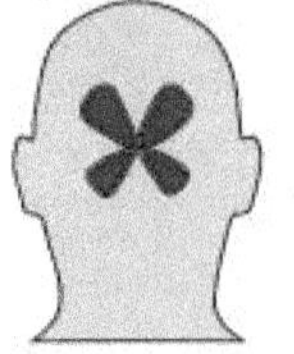 Poskiontelo
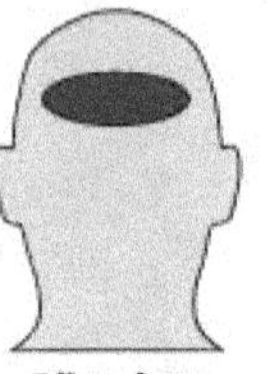 Jännitys
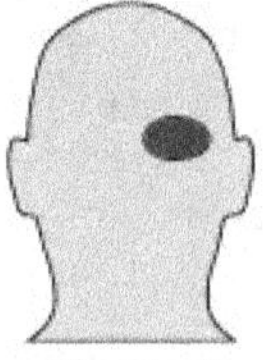 Klusteri
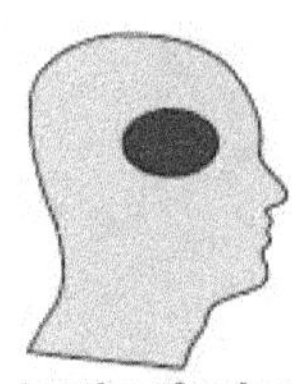 Leukanivelet

Päivämäärä: ______________   **Aika [ ]:** ______________ ______________

☐ ☐ ☐ ☐ ☐ ☐ 🌡 ______________

Kivun vakavuus

1	2	3	4	5	6	7	8	9	10

Liipaisimet

☐ Nälkä	☐ Unettomuus
☐ Kirkkaat valot	☐ Sairaus
☐ Kahvi	☐ Väsymys
☐ Stressi työssä	☐ Hajut / Tuoksut
☐ Stressi kotona	☐ Liike
☐ Väliin jääneet ateriat	☐ Silmien rasitus
☐ Ahdistus	☐ ______________

Avustustoimenpiteet

Lääkitys	
Vesi	
Nukkua	
Harjoitus	
Muut	
Muut	

Huomautukset: ________________________________

Migreeni lokikirja

Migreeni lokikirja

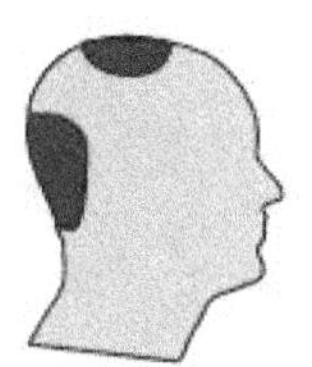
Kaula

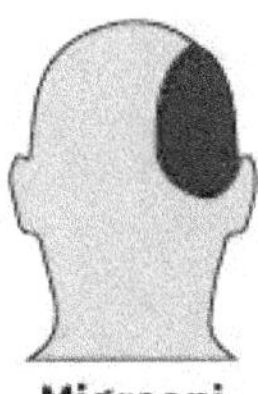
Migreeni

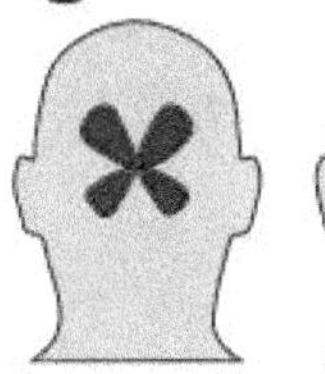
Poskiontelo

Jännitys

Klusteri

Leukanivelet

Päivämäärä: ___________   **Aika [ ]:** ___________   ___________

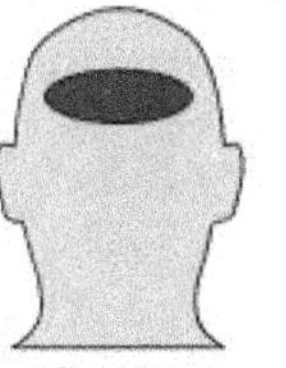

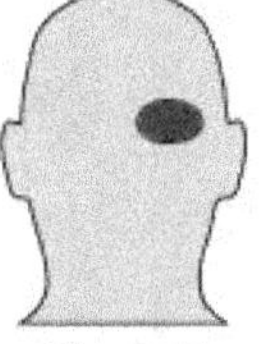

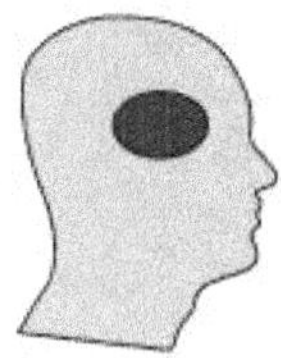

☐   ☐   ☐   ☐   ☐   ☐   ___________

Kivun vakavuus

1	2	3	4	5	6	7	8	9	10

Liipaisimet

☐ Nälkä	☐ Unettomuus
☐ Kirkkaat valot	☐ Sairaus
☐ Kahvi	☐ Väsymys
☐ Stressi työssä	☐ Hajut / Tuoksut
☐ Stressi kotona	☐ Liike
☐ Väliin jääneet ateriat	☐ Silmien rasitus
☐ Ahdistus	☐ ___________

Avustustoimenpiteet

Lääkitys	
Vesi	
Nukkua	
Harjoitus	
Muut	
Muut	

Huomautukset:

Migreeni lokikirja

Migreeni lokikirja

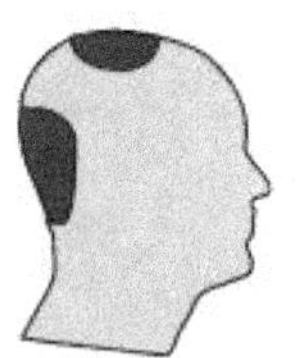 Kaula   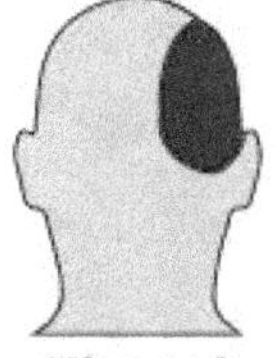 Migreeni   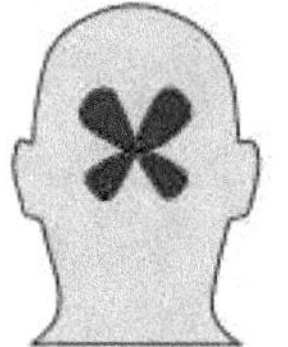 Poskiontelo   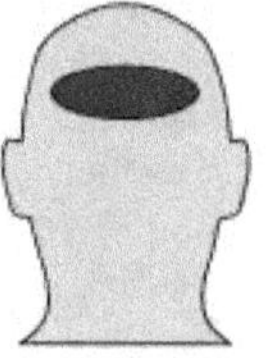 Jännitys   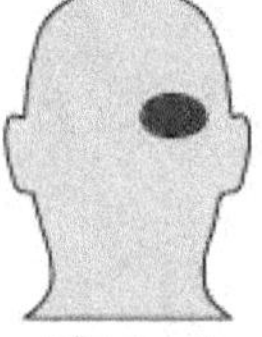 Klusteri   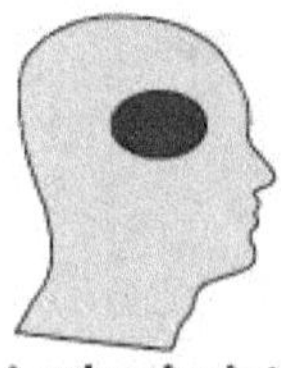 Leukanivelet

Päivämäärä: _______________   **Aika [ ]:** _______________

Kivun vakavuus

1	2	3	4	5	6	7	8	9	10

Liipaisimet

- ☐ Nälkä
- ☐ Kirkkaat valot
- ☐ Kahvi
- ☐ Stressi työssä
- ☐ Stressi kotona
- ☐ Väliin jääneet ateriat
- ☐ Ahdistus
- ☐ Unettomuus
- ☐ Sairaus
- ☐ Väsymys
- ☐ Hajut / Tuoksut
- ☐ Liike
- ☐ Silmien rasitus
- ☐ _______________

Avustustoimenpiteet

Lääkitys	
Vesi	
Nukkua	
Harjoitus	
Muut	
Muut	

Huomautukset: _______________

Migreeni lokikirja

Migreeni lokikirja

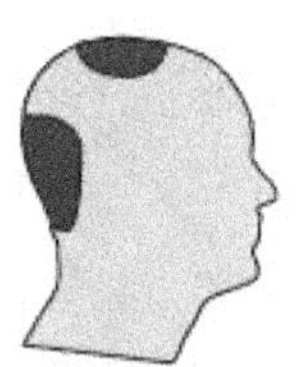 Kaula

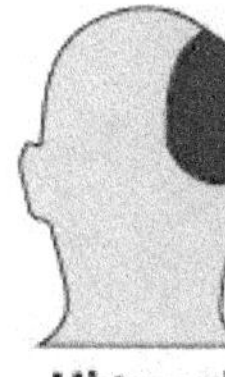 Migreeni

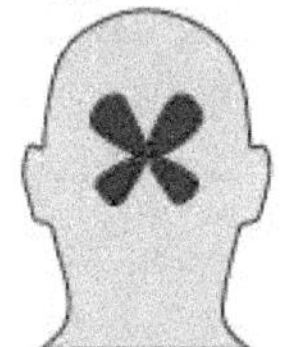 Poskiontelo

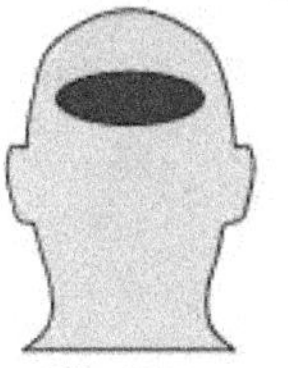 Jännitys

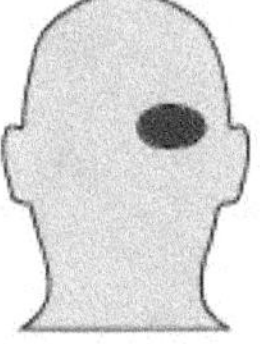 Klusteri

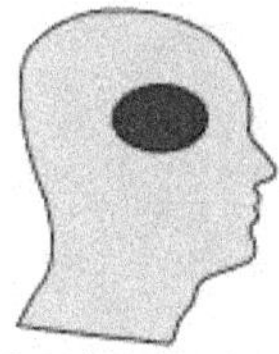 Leukanivelet

Päivämäärä: ______________   **Aika [ ]:** ______________ ______________

☐   ☐   ☐   ☐   ☐   ☐   🌡 ______________

Kivun vakavuus

1	2	3	4	5	6	7	8	9	10

Liipaisimet

☐ Nälkä	☐ Unettomuus
☐ Kirkkaat valot	☐ Sairaus
☐ Kahvi	☐ Väsymys
☐ Stressi työssä	☐ Hajut / Tuoksut
☐ Stressi kotona	☐ Liike
☐ Väliin jääneet ateriat	☐ Silmien rasitus
☐ Ahdistus	☐ ______________

Avustustoimenpiteet

Lääkitys	
Vesi	
Nukkua	
Harjoitus	
Muut	
Muut	

Huomautukset: ______________

Migreeni lokikirja

Migreeni lokikirja

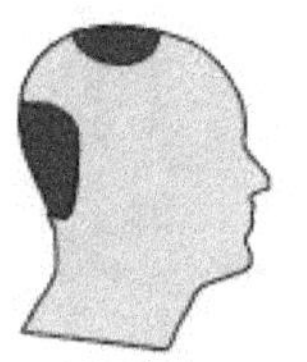 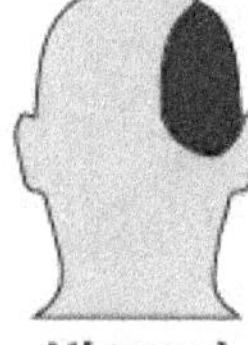 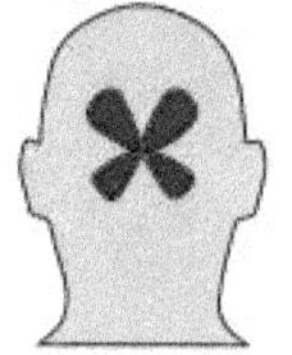 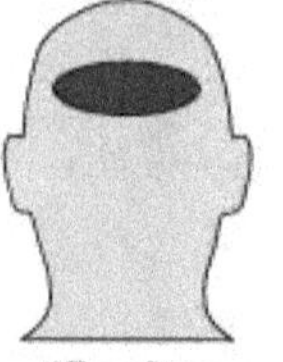 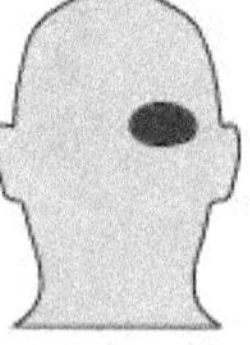 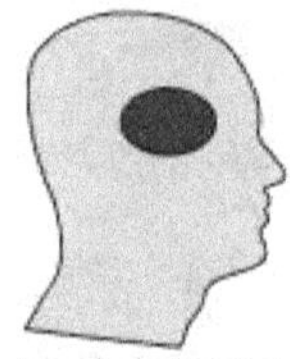

| Kaula | Migreeni | Poskiontelo | Jännitys | Klusteri | Leukanivelet |

Päivämäärä: ______________ **Aika [ ]:** ______________ ______________

☐ ☐ ☐ ☐ ☐ ☐   🌡 ______________

Kivun vakavuus

1	2	3	4	5	6	7	8	9	10

Liipaisimet

☐ Nälkä		☐ Unettomuus
☐ Kirkkaat valot		☐ Sairaus
☐ Kahvi		☐ Väsymys
☐ Stressi työssä		☐ Hajut / Tuoksut
☐ Stressi kotona		☐ Liike
☐ Väliin jääneet ateriat		☐ Silmien rasitus
☐ Ahdistus		☐ ______________

Avustustoimenpiteet

Lääkitys	
Vesi	
Nukkua	
Harjoitus	
Muut	
Muut	

Huomautukset: ______________

Migreeni lokikirja

Migreeni lokikirja

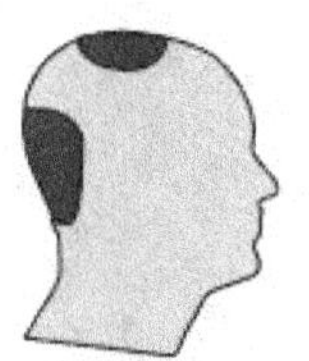 Kaula

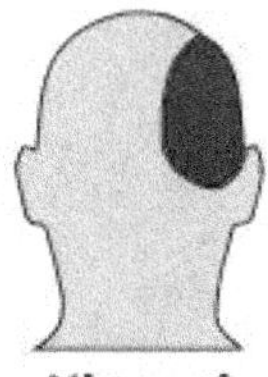 Migreeni

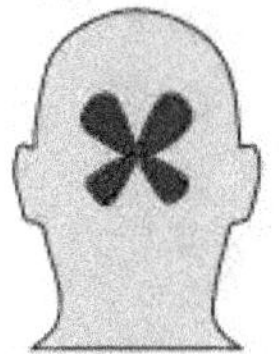 Poskiontelo

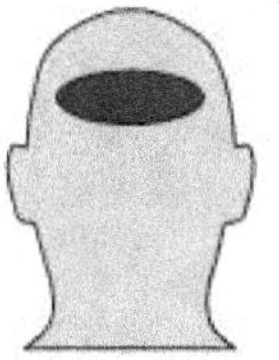 Jännitys

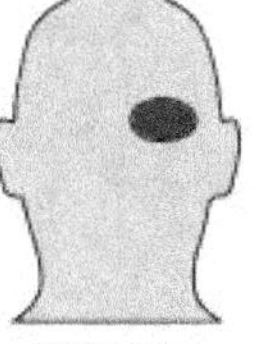 Klusteri

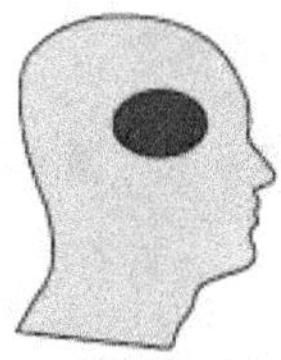 Leukanivelet

Päivämäärä: ___________   **Aika [ ]:** ___________   ___________

☀ ☐   ☁ ☐   ⛅ ☐   🌦 ☐   🌧 ☐   🌨 ☐   🌡 ___________

Kivun vakavuus

1	2	3	4	5	6	7	8	9	10

Liipaisimet

☐ Nälkä		☐ Unettomuus
☐ Kirkkaat valot		☐ Sairaus
☐ Kahvi		☐ Väsymys
☐ Stressi työssä		☐ Hajut / Tuoksut
☐ Stressi kotona		☐ Liike
☐ Väliin jääneet ateriat		☐ Silmien rasitus
☐ Ahdistus		☐ ___________

Avustustoimenpiteet

Lääkitys	
Vesi	
Nukkua	
Harjoitus	
Muut	
Muut	

Huomautukset: ___________

Migreeni lokikirja

Migreeni lokikirja

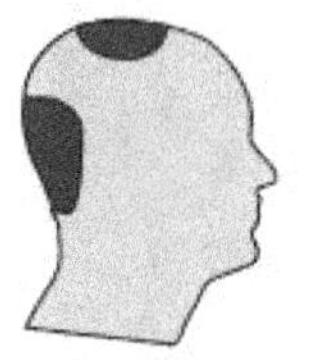 Kaula
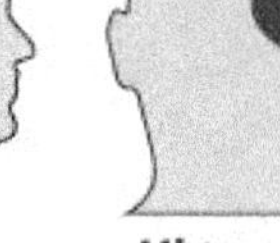 Migreeni
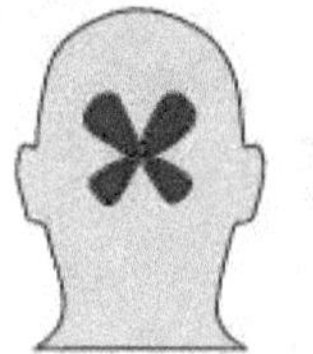 Poskiontelo
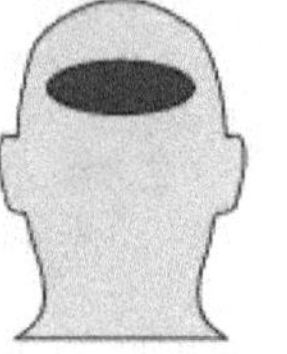 Jännitys
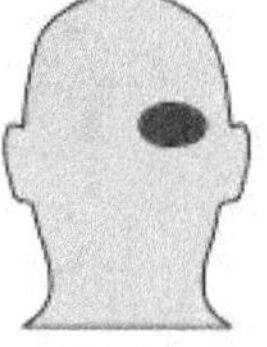 Klusteri
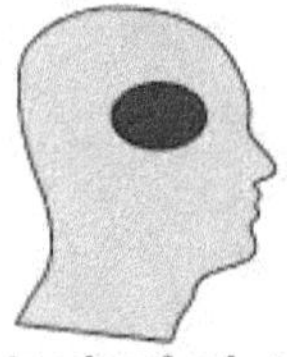 Leukanivelet

Päivämäärä: _______________   **Aika [ ]:** _______________

☐ ☐ ☐ ☐ ☐ ☐ 🌡 _______

Kivun vakavuus

1	2	3	4	5	6	7	8	9	10

Liipaisimet

☐ Nälkä	☐ Unettomuus
☐ Kirkkaat valot	☐ Sairaus
☐ Kahvi	☐ Väsymys
☐ Stressi työssä	☐ Hajut / Tuoksut
☐ Stressi kotona	☐ Liike
☐ Väliin jääneet ateriat	☐ Silmien rasitus
☐ Ahdistus	☐ _______________

Avustustoimenpiteet

Lääkitys	
Vesi	
Nukkua	
Harjoitus	
Muut	
Muut	

Huomautukset: _______________

Migreeni lokikirja

Migreeni lokikirja

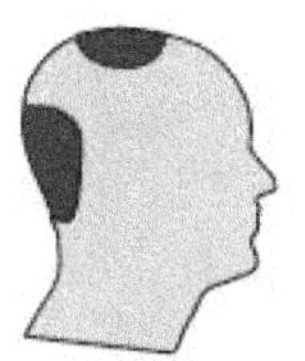

Kaula

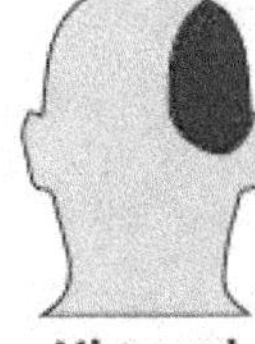

Migreeni

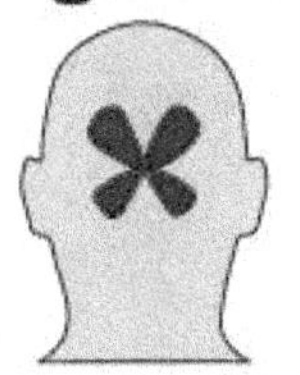

Poskiontelo

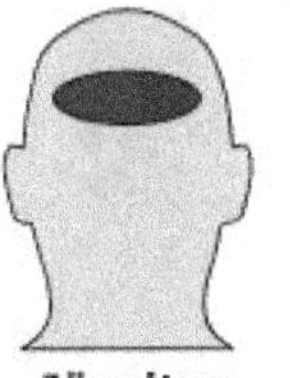

Jännitys

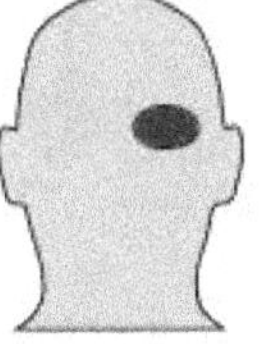

Klusteri

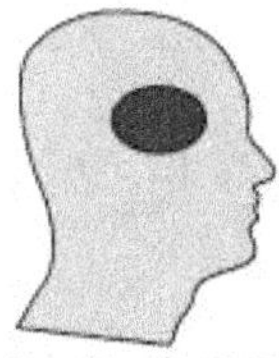

Leukanivelet

Päivämäärä: _______________   **Aika [ ]:** _______________

☐   ☐   ☐   ☐   ☐   ☐   🌡 _______________

Kivun vakavuus

1	2	3	4	5	6	7	8	9	10

Liipaisimet

☐ Nälkä   ☐ Unettomuus

☐ Kirkkaat valot   ☐ Sairaus

☐ Kahvi   ☐ Väsymys

☐ Stressi työssä   ☐ Hajut / Tuoksut

☐ Stressi kotona   ☐ Liike

☐ Väliin jääneet ateriat   ☐ Silmien rasitus

☐ Ahdistus   ☐ _______________

Avustustoimenpiteet

Lääkitys	
Vesi	
Nukkua	
Harjoitus	
Muut	
Muut	

Huomautukset: _______________

Migreeni lokikirja

Migreeni lokikirja

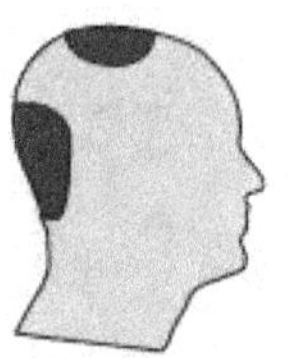 Kaula
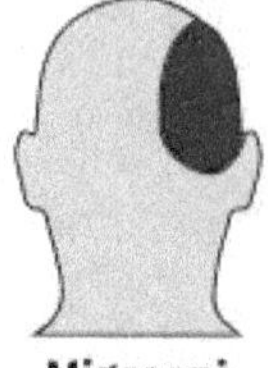 Migreeni
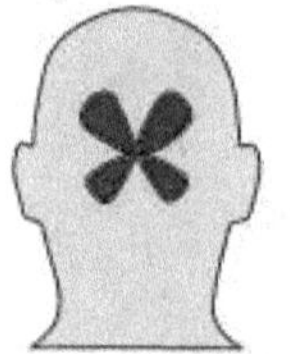 Poskiontelo
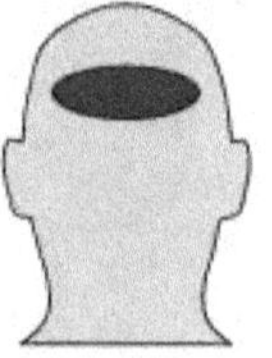 Jännitys
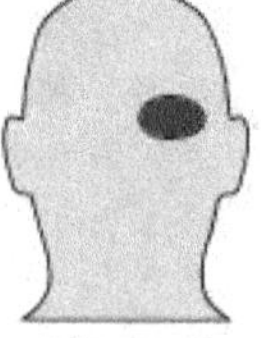 Klusteri
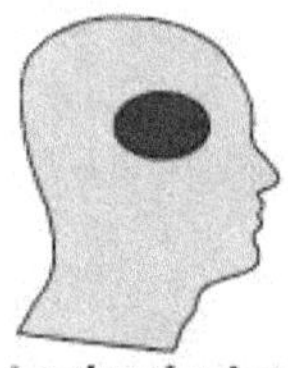 Leukanivelet

Päivämäärä: _____________ **Aika [ ]:** _____________ _____________

☐ ☐ ☐ ☐ ☐ ☐

Kivun vakavuus

1	2	3	4	5	6	7	8	9	10

Liipaisimet

☐ Nälkä ☐ Unettomuus

☐ Kirkkaat valot ☐ Sairaus

☐ Kahvi ☐ Väsymys

☐ Stressi työssä ☐ Hajut / Tuoksut

☐ Stressi kotona ☐ Liike

☐ Väliin jääneet ateriat ☐ Silmien rasitus

☐ Ahdistus ☐ _____________

Avustustoimenpiteet

Lääkitys	
Vesi	
Nukkua	
Harjoitus	
Muut	
Muut	

Huomautukset: _____________

Migreeni lokikirja

Migreeni lokikirja

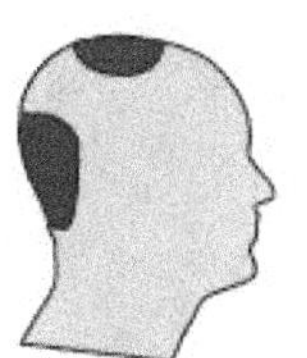 Kaula
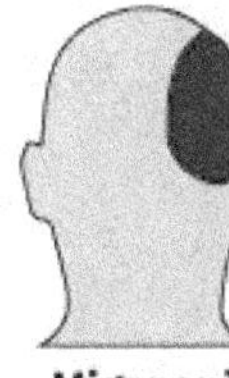 Migreeni
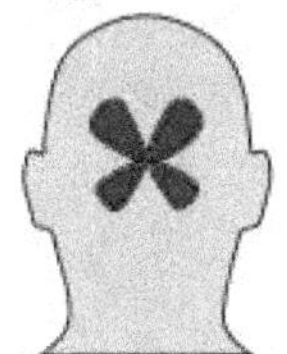 Poskiontelo
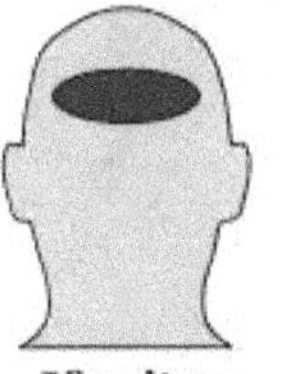 Jännitys
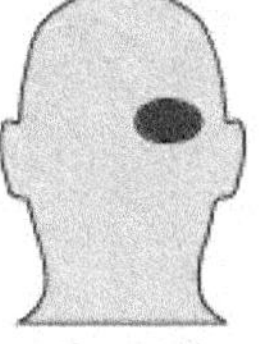 Klusteri
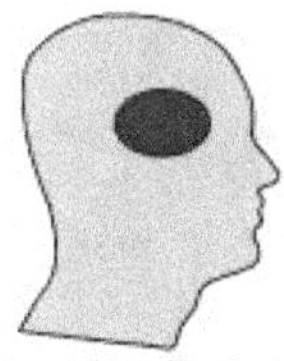 Leukanivelet

Päivämäärä: _______________ **Aika [ ]:** _______________ _______________

☐ ☐ ☐ ☐ ☐ ☐

Kivun vakavuus

1	2	3	4	5	6	7	8	9	10

Liipaisimet

- ☐ Nälkä
- ☐ Kirkkaat valot
- ☐ Kahvi
- ☐ Stressi työssä
- ☐ Stressi kotona
- ☐ Väliin jääneet ateriat
- ☐ Ahdistus

- ☐ Unettomuus
- ☐ Sairaus
- ☐ Väsymys
- ☐ Hajut / Tuoksut
- ☐ Liike
- ☐ Silmien rasitus
- ☐ _______________

Avustustoimenpiteet

Lääkitys	
Vesi	
Nukkua	
Harjoitus	
Muut	
Muut	

Huomautukset: _______________

Migreeni lokikirja

Migreeni lokikirja

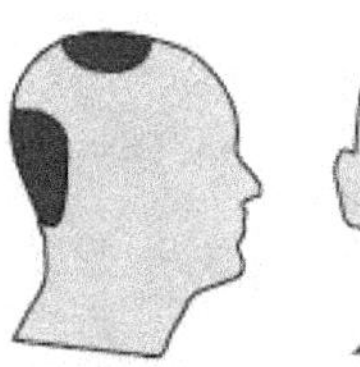 Kaula
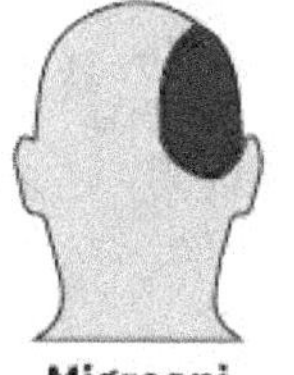 Migreeni
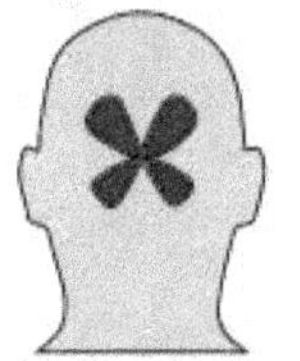 Poskiontelo
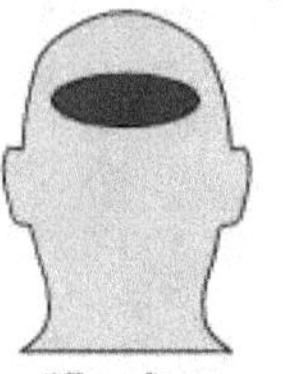 Jännitys
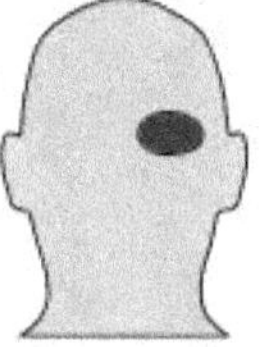 Klusteri
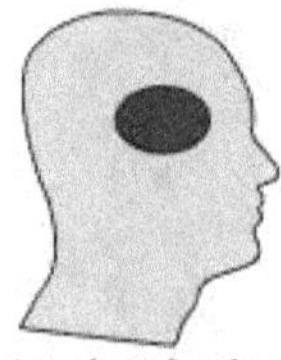 Leukanivelet

Päivämäärä: ______________   **Aika [ ]:** ______________   ______________

☀ ☐   ☁ ☐   🌤 ☐   🌦 ☐   🌧 ☐   🌨 ☐   🌡 ______________

Kivun vakavuus

1	2	3	4	5	6	7	8	9	10

Liipaisimet

- ☐ Nälkä
- ☐ Kirkkaat valot
- ☐ Kahvi
- ☐ Stressi työssä
- ☐ Stressi kotona
- ☐ Väliin jääneet ateriat
- ☐ Ahdistus

- ☐ Unettomuus
- ☐ Sairaus
- ☐ Väsymys
- ☐ Hajut / Tuoksut
- ☐ Liike
- ☐ Silmien rasitus
- ☐ ______________

Avustustoimenpiteet

Lääkitys	
Vesi	
Nukkua	
Harjoitus	
Muut	
Muut	

Huomautukset: ______________________________

Migreeni lokikirja

Migreeni lokikirja

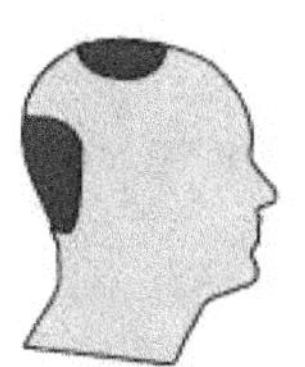

Kaula

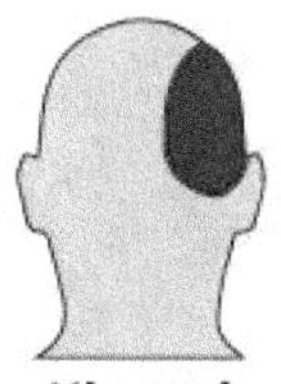

Migreeni

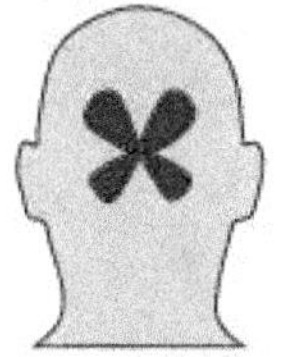

Poskiontelo

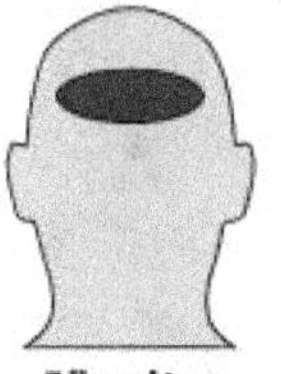

Jännitys

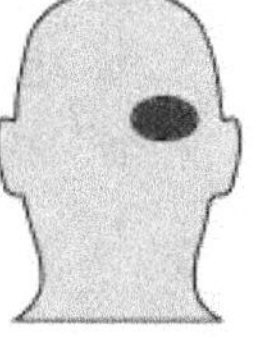

Klusteri

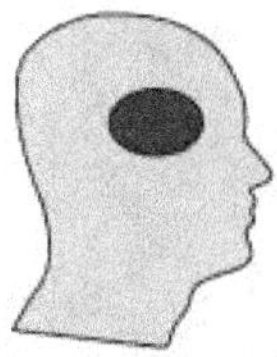

Leukanivelet

Päivämäärä: _____________   **Aika [ ]:** _____________ _____________

Kivun vakavuus

1	2	3	4	5	6	7	8	9	10

Liipaisimet

- ☐ Nälkä
- ☐ Kirkkaat valot
- ☐ Kahvi
- ☐ Stressi työssä
- ☐ Stressi kotona
- ☐ Väliin jääneet ateriat
- ☐ Ahdistus

- ☐ Unettomuus
- ☐ Sairaus
- ☐ Väsymys
- ☐ Hajut / Tuoksut
- ☐ Liike
- ☐ Silmien rasitus
- ☐ _____________

Avustustoimenpiteet

Lääkitys	
Vesi	
Nukkua	
Harjoitus	
Muut	
Muut	

Huomautukset:

Migreeni lokikirja

Migreeni lokikirja

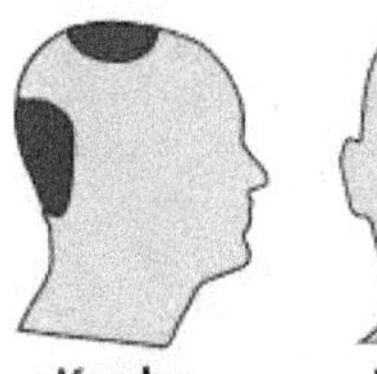 Kaula
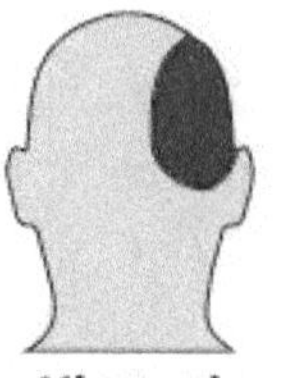 Migreeni
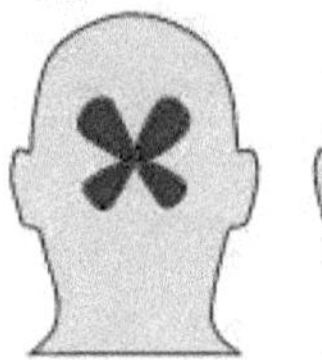 Poskiontelo
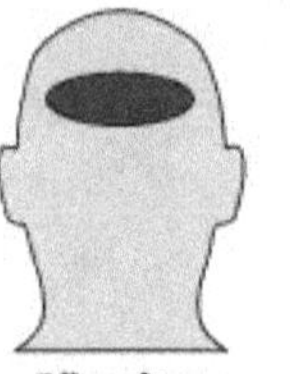 Jännitys
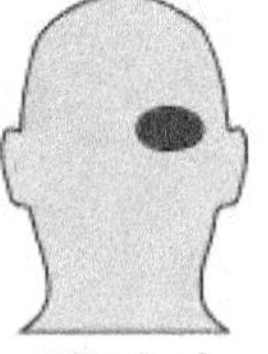 Klusteri
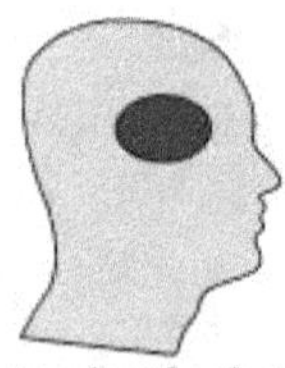 Leukanivelet

Päivämäärä: _______________   **Aika [ ]:** _______________

☐   ☐   ☐   ☐   ☐   ☐   🌡 _______

Kivun vakavuus

1	2	3	4	5	6	7	8	9	10

Liipaisimet

☐ Nälkä	☐ Unettomuus
☐ Kirkkaat valot	☐ Sairaus
☐ Kahvi	☐ Väsymys
☐ Stressi työssä	☐ Hajut / Tuoksut
☐ Stressi kotona	☐ Liike
☐ Väliin jääneet ateriat	☐ Silmien rasitus
☐ Ahdistus	☐ _____________

Avustustoimenpiteet

Lääkitys	
Vesi	
Nukkua	
Harjoitus	
Muut	
Muut	

Huomautukset: _______________________

Migreeni lokikirja

Migreeni lokikirja

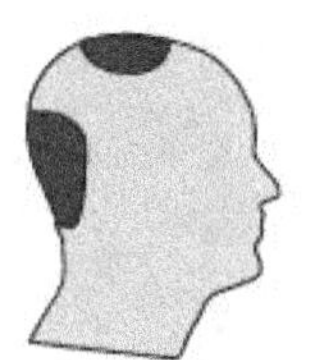 Kaula   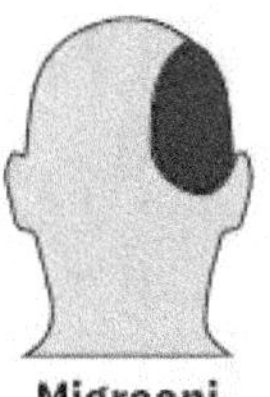 Migreeni   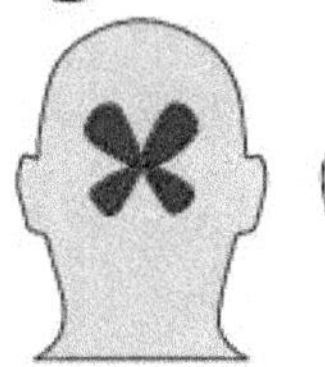 Poskiontelo   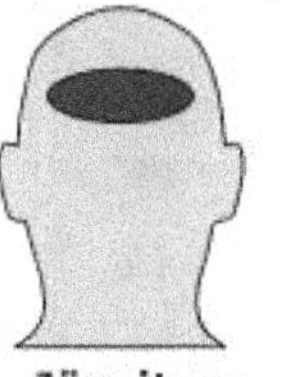 Jännitys   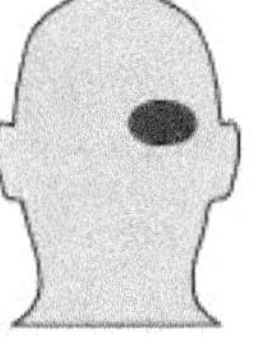 Klusteri   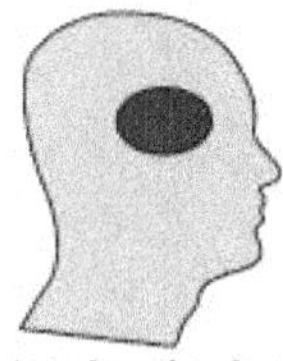 Leukanivelet

Päivämäärä: ________________   **Aika [ ]:** ________ ________

☐   ☐   ☐   ☐   ☐   ☐   ________

Kivun vakavuus

1	2	3	4	5	6	7	8	9	10

Liipaisimet

☐ Nälkä		☐ Unettomuus	
☐ Kirkkaat valot		☐ Sairaus	
☐ Kahvi		☐ Väsymys	
☐ Stressi työssä		☐ Hajut / Tuoksut	
☐ Stressi kotona		☐ Liike	
☐ Väliin jääneet ateriat		☐ Silmien rasitus	
☐ Ahdistus		☐ ________________	

Avustustoimenpiteet

Lääkitys	
Vesi	
Nukkua	
Harjoitus	
Muut	
Muut	

Huomautukset: ________________________

Migreeni lokikirja

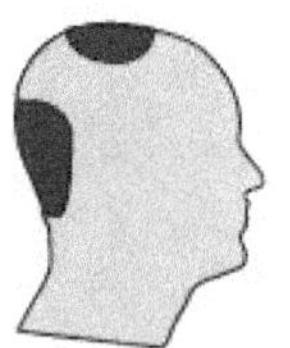

Kaula

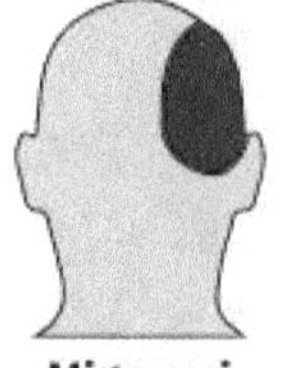

Migreeni

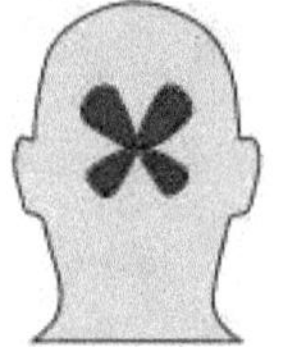

Poskiontelo

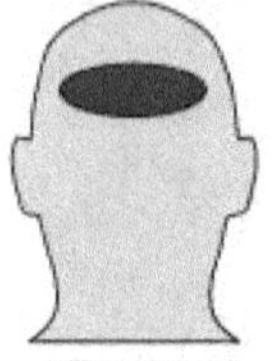

Jännitys

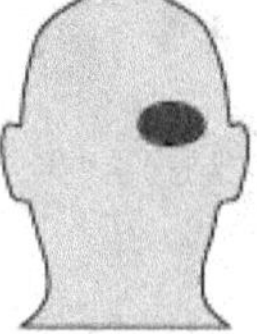

Klusteri

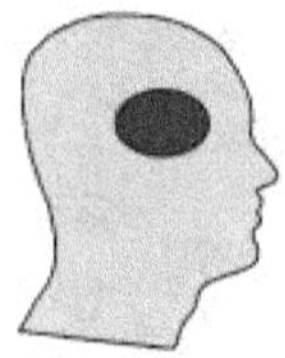

Leukanivelet

Päivämäärä: _______________ **Aika [ ]:** _______________

☐ ☐ ☐ ☐ ☐ ☐ _______________

Kivun vakavuus

1	2	3	4	5	6	7	8	9	10

Liipaisimet

☐ Nälkä	☐ Unettomuus
☐ Kirkkaat valot	☐ Sairaus
☐ Kahvi	☐ Väsymys
☐ Stressi työssä	☐ Hajut / Tuoksut
☐ Stressi kotona	☐ Liike
☐ Väliin jääneet ateriat	☐ Silmien rasitus
☐ Ahdistus	☐ _______________

Avustustoimenpiteet

Lääkitys	
Vesi	
Nukkua	
Harjoitus	
Muut	
Muut	

Huomautukset: _______________

Migreeni lokikirja

Migreeni lokikirja

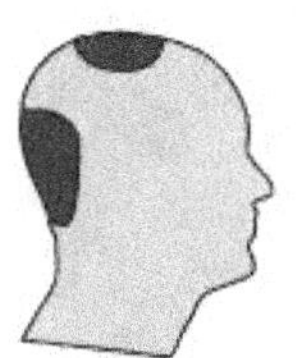
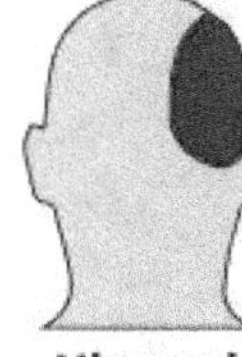
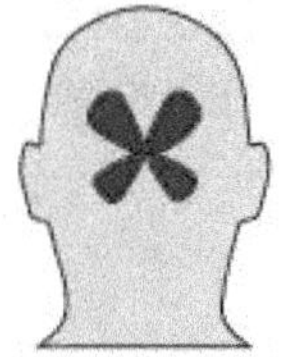
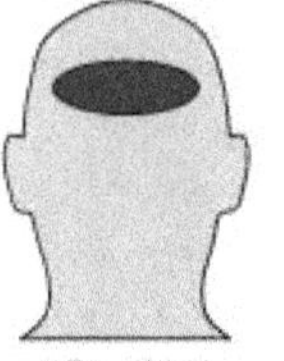
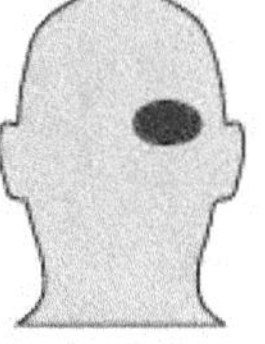
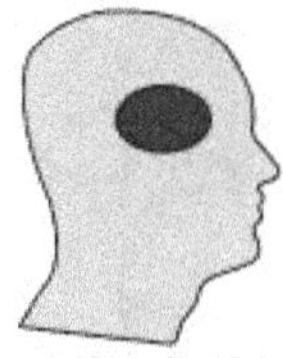

Päivämäärä: _______________   **Aika [ ]:** _______________

Kivun vakavuus

1	2	3	4	5	6	7	8	9	10

Liipaisimet

- ☐ Nälkä
- ☐ Kirkkaat valot
- ☐ Kahvi
- ☐ Stressi työssä
- ☐ Stressi kotona
- ☐ Väliin jääneet ateriat
- ☐ Ahdistus
- ☐ Unettomuus
- ☐ Sairaus
- ☐ Väsymys
- ☐ Hajut / Tuoksut
- ☐ Liike
- ☐ Silmien rasitus
- ☐ _______________

Avustustoimenpiteet

Lääkitys	
Vesi	
Nukkua	
Harjoitus	
Muut	
Muut	

Huomautukset: _______________

Migreeni lokikirja

Migreeni lokikirja

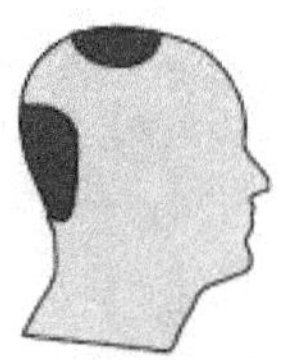 Kaula
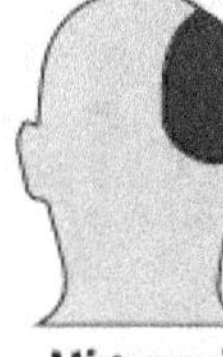 Migreeni
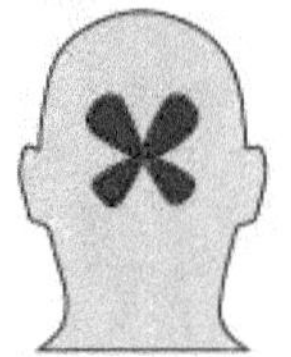 Poskiontelo
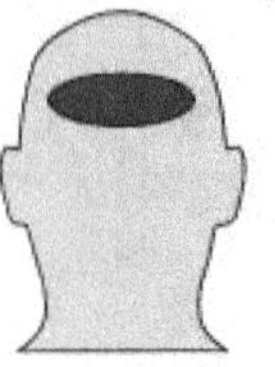 Jännitys
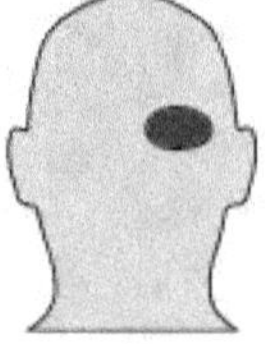 Klusteri
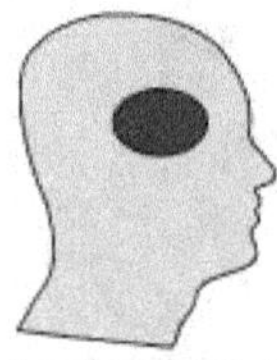 Leukanivelet

Päivämäärä: _____________ **Aika [ ]:** _____________ _____________

Kivun vakavuus

1	2	3	4	5	6	7	8	9	10

Liipaisimet

☐ Nälkä	☐ Unettomuus
☐ Kirkkaat valot	☐ Sairaus
☐ Kahvi	☐ Väsymys
☐ Stressi työssä	☐ Hajut / Tuoksut
☐ Stressi kotona	☐ Liike
☐ Väliin jääneet ateriat	☐ Silmien rasitus
☐ Ahdistus	☐ _____________

Avustustoimenpiteet

Lääkitys	
Vesi	
Nukkua	
Harjoitus	
Muut	
Muut	

Huomautukset:

Migreeni lokikirja

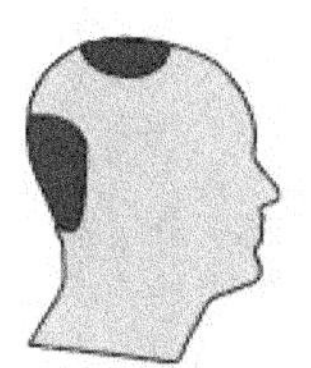 Kaula

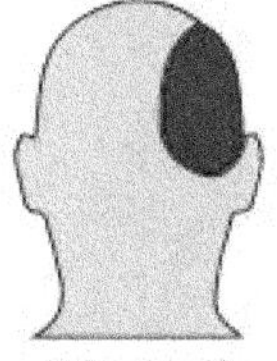 Migreeni

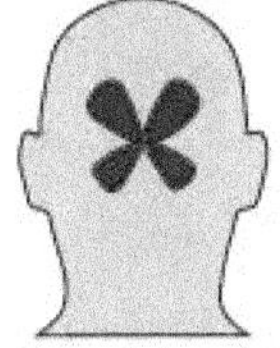 Poskiontelo

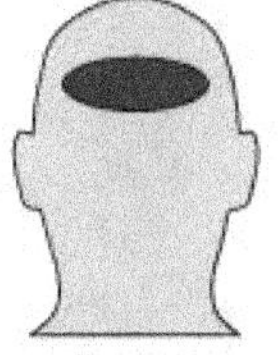 Jännitys

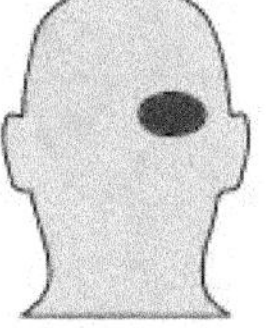 Klusteri

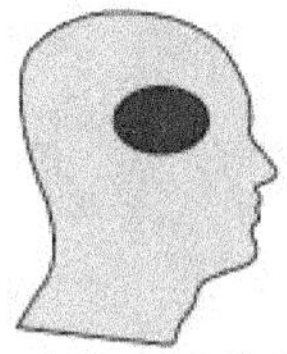 Leukanivelet

Päivämäärä: _______________   **Aika [ ]:** _______________

Kivun vakavuus

1	2	3	4	5	6	7	8	9	10

Liipaisimet

- ☐ Nälkä
- ☐ Kirkkaat valot
- ☐ Kahvi
- ☐ Stressi työssä
- ☐ Stressi kotona
- ☐ Väliin jääneet ateriat
- ☐ Ahdistus

- ☐ Unettomuus
- ☐ Sairaus
- ☐ Väsymys
- ☐ Hajut / Tuoksut
- ☐ Liike
- ☐ Silmien rasitus
- ☐ _______________

Avustustoimenpiteet

Lääkitys	
Vesi	
Nukkua	
Harjoitus	
Muut	
Muut	

Huomautukset:

Migreeni lokikirja

Migreeni lokikirja

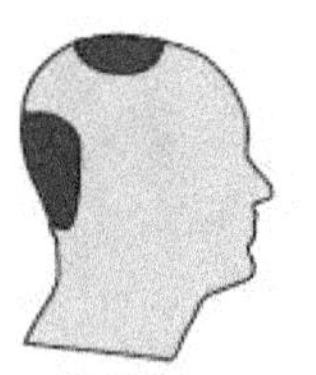 Kaula 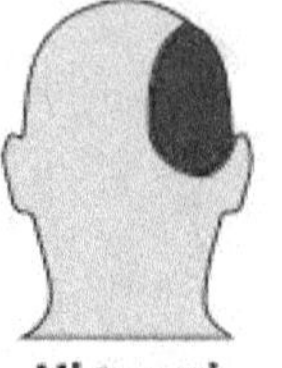 Migreeni 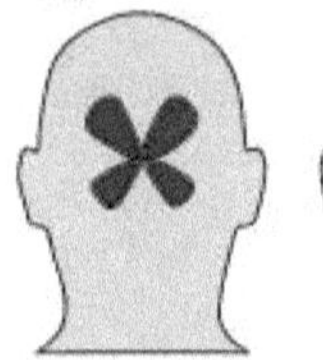 Poskiontelo 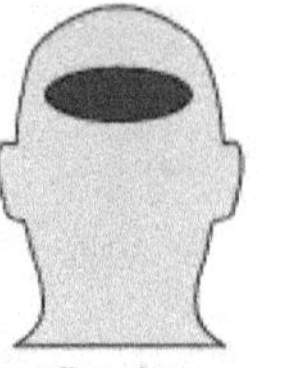 Jännitys 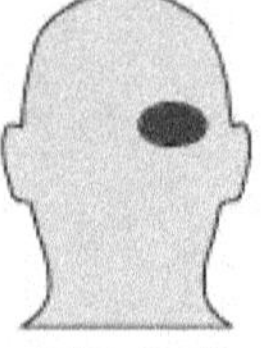 Klusteri 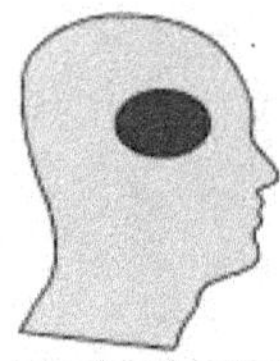 Leukanivelet

Päivämäärä: _____________ **Aika [ ]:** _____________ _____________

☐   ☐   ☐   ☐   ☐   ☐

Kivun vakavuus

1	2	3	4	5	6	7	8	9	10

Liipaisimet

☐ Nälkä ☐ Unettomuus

☐ Kirkkaat valot ☐ Sairaus

☐ Kahvi ☐ Väsymys

☐ Stressi työssä ☐ Hajut / Tuoksut

☐ Stressi kotona ☐ Liike

☐ Väliin jääneet ateriat ☐ Silmien rasitus

☐ Ahdistus ☐ _____________

Avustustoimenpiteet

Lääkitys	
Vesi	
Nukkua	
Harjoitus	
Muut	
Muut	

Huomautukset:

Migreeni lokikirja

Migreeni lokikirja

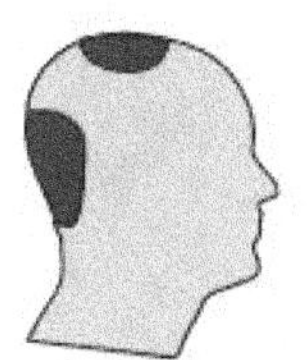 Kaula
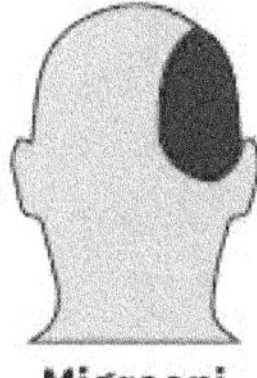 Migreeni
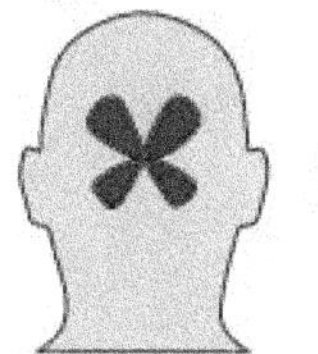 Poskiontelo
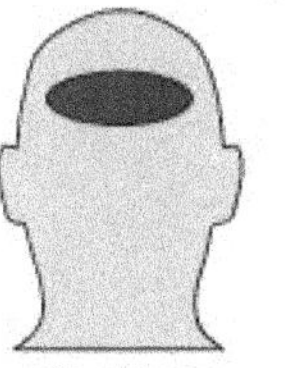 Jännitys
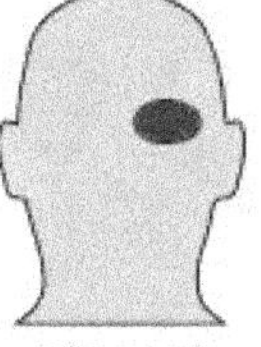 Klusteri
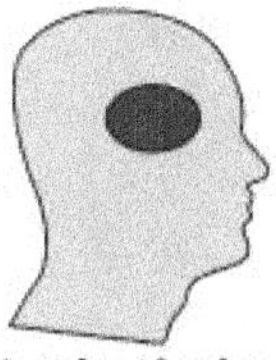 Leukanivelet

Päivämäärä: ______________   **Aika [ ]:** ______________ ______________

☐ ☐ ☐ ☐ ☐ ☐ ______________

Kivun vakavuus

1	2	3	4	5	6	7	8	9	10

Liipaisimet

☐ Nälkä	☐ Unettomuus
☐ Kirkkaat valot	☐ Sairaus
☐ Kahvi	☐ Väsymys
☐ Stressi työssä	☐ Hajut / Tuoksut
☐ Stressi kotona	☐ Liike
☐ Väliin jääneet ateriat	☐ Silmien rasitus
☐ Ahdistus	☐ ______________

Avustustoimenpiteet

Lääkitys	
Vesi	
Nukkua	
Harjoitus	
Muut	
Muut	

Huomautukset: ____

Migreeni lokikirja

Migreeni lokikirja

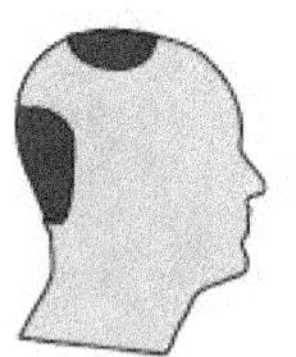 Kaula
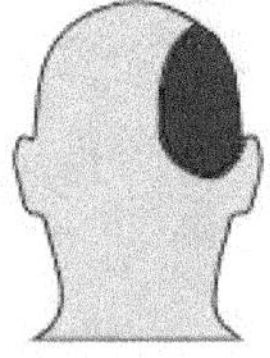 Migreeni
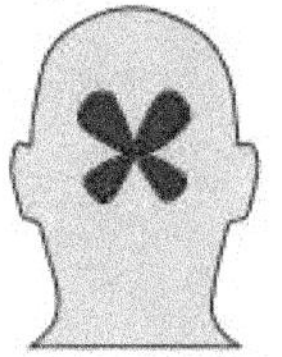 Poskiontelo
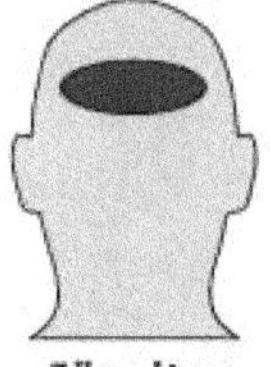 Jännitys
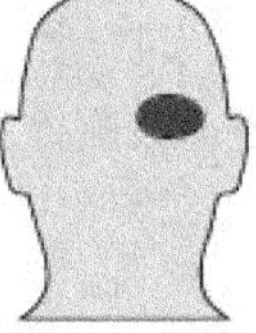 Klusteri
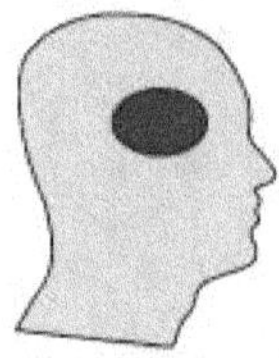 Leukanivelet

Päivämäärä: _______________ **Aika [ ]:** _______________

☐ ☐ ☐ ☐ ☐ ☐

Kivun vakavuus

1	2	3	4	5	6	7	8	9	10

Liipaisimet

☐ Nälkä   ☐ Unettomuus

☐ Kirkkaat valot   ☐ Sairaus

☐ Kahvi   ☐ Väsymys

☐ Stressi työssä   ☐ Hajut / Tuoksut

☐ Stressi kotona   ☐ Liike

☐ Väliin jääneet ateriat   ☐ Silmien rasitus

☐ Ahdistus   ☐ _______________

Avustustoimenpiteet

Lääkitys	
Vesi	
Nukkua	
Harjoitus	
Muut	
Muut	

Huomautukset:

Migreeni lokikirja

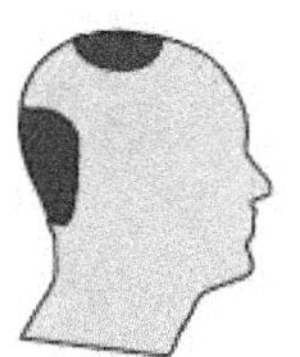 Kaula 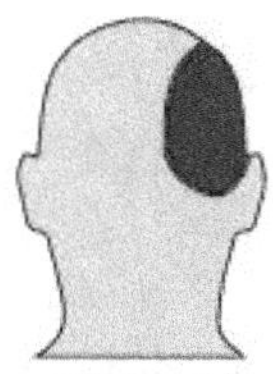 Migreeni 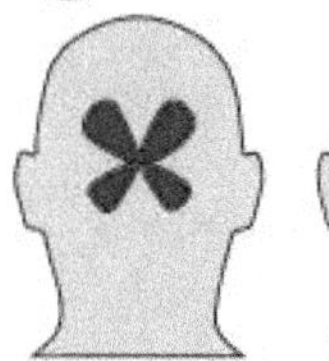 Poskiontelo 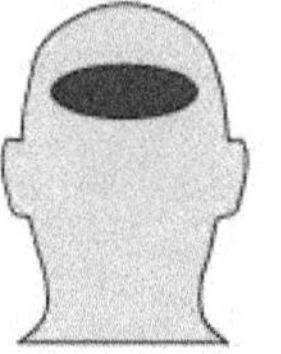 Jännitys 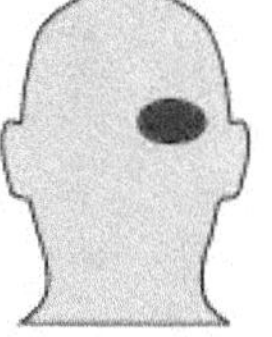 Klusteri 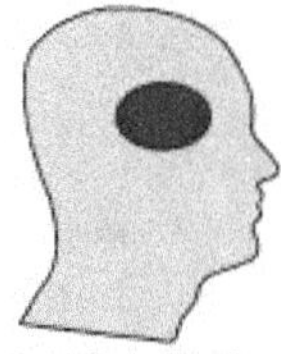 Leukanivelet

Päivämäärä: _______________   **Aika [ ]:** _______________

☐   ☐   ☐   ☐   ☐   ☐

Kivun vakavuus

1	2	3	4	5	6	7	8	9	10

Liipaisimet

☐ Nälkä
☐ Kirkkaat valot
☐ Kahvi
☐ Stressi työssä
☐ Stressi kotona
☐ Väliin jääneet ateriat
☐ Ahdistus

☐ Unettomuus
☐ Sairaus
☐ Väsymys
☐ Hajut / Tuoksut
☐ Liike
☐ Silmien rasitus
☐ _______________

Avustustoimenpiteet

Lääkitys	
Vesi	
Nukkua	
Harjoitus	
Muut	
Muut	

Huomautukset: _______________

Migreeni lokikirja

Migreeni lokikirja

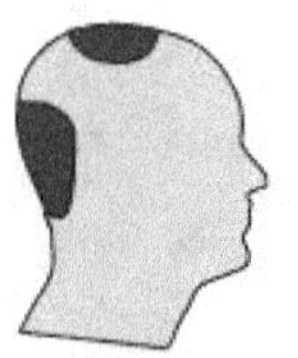

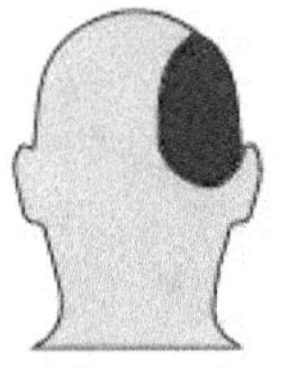

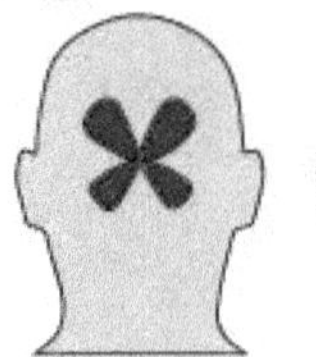

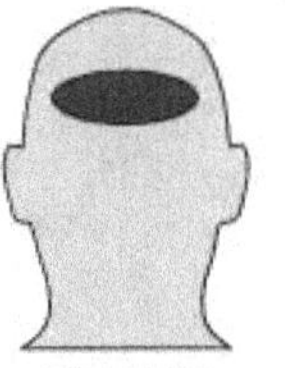

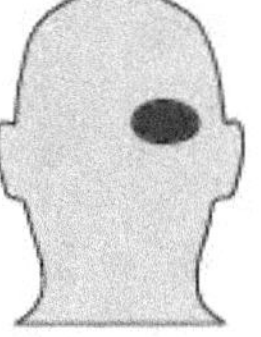

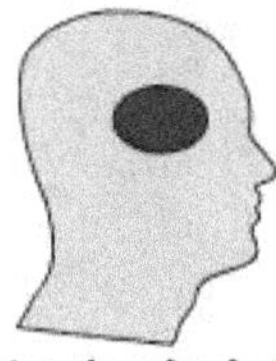

Päivämäärä: _______________   **Aika [ ]:** _______________ _______________

☐   ☐   ☐   ☐   ☐   ☐   🌡 _______________

Kivun vakavuus

1	2	3	4	5	6	7	8	9	10

Liipaisimet

☐ Nälkä	☐ Unettomuus
☐ Kirkkaat valot	☐ Sairaus
☐ Kahvi	☐ Väsymys
☐ Stressi työssä	☐ Hajut / Tuoksut
☐ Stressi kotona	☐ Liike
☐ Väliin jääneet ateriat	☐ Silmien rasitus
☐ Ahdistus	☐ _______________

Avustustoimenpiteet

Lääkitys	
Vesi	
Nukkua	
Harjoitus	
Muut	
Muut	

Huomautukset: _______________

Migreeni lokikirja

Migreeni lokikirja

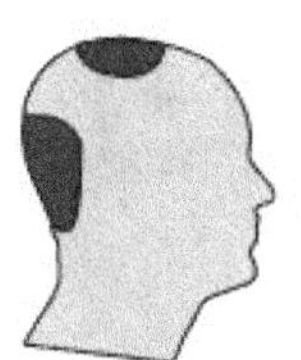 Kaula

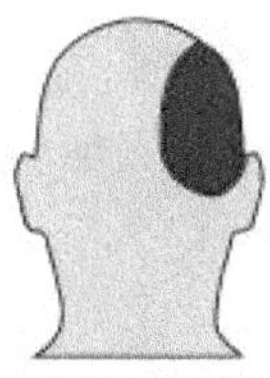 Migreeni

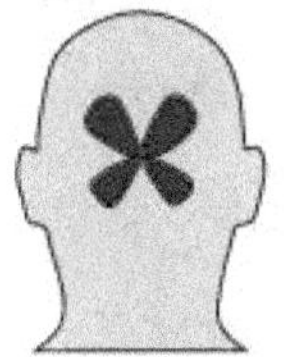 Poskiontelo

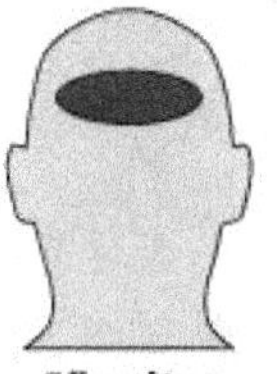 Jännitys

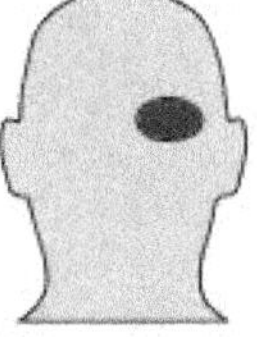 Klusteri

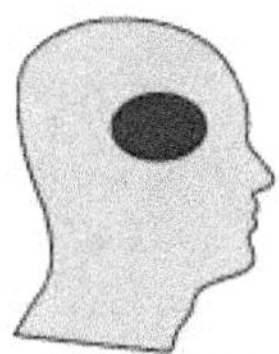 Leukanivelet

Päivämäärä: _______________   **Aika [ ]:** _______________

☀ ☐   ☁ ☐   🌤 ☐   🌦 ☐   🌧 ☐   🌨 ☐   🌡 _______________

Kivun vakavuus

1	2	3	4	5	6	7	8	9	10

Liipaisimet

☐ Nälkä	☐ Unettomuus
☐ Kirkkaat valot	☐ Sairaus
☐ Kahvi	☐ Väsymys
☐ Stressi työssä	☐ Hajut / Tuoksut
☐ Stressi kotona	☐ Liike
☐ Väliin jääneet ateriat	☐ Silmien rasitus
☐ Ahdistus	☐ _______________

Avustustoimenpiteet

Lääkitys	
Vesi	
Nukkua	
Harjoitus	
Muut	
Muut	

Huomautukset: _______________

Migreeni lokikirja

Migreeni lokikirja

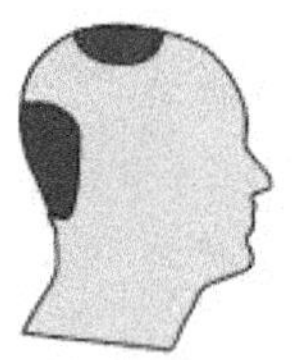 Kaula 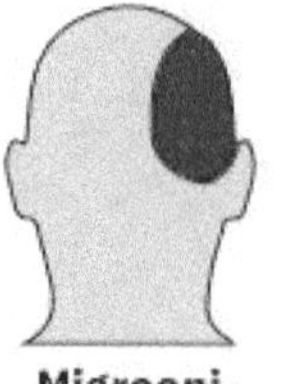 Migreeni 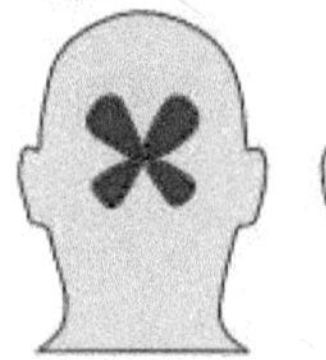 Poskiontelo 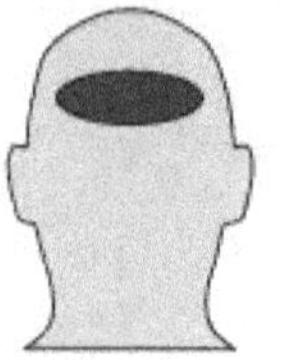 Jännitys 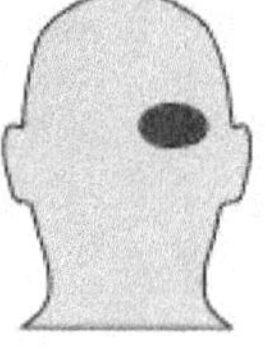 Klusteri 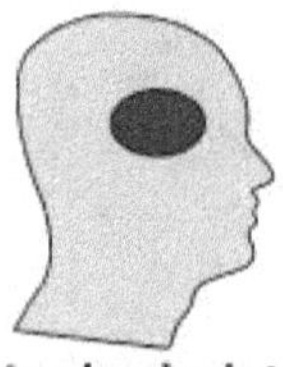 Leukanivelet

Päivämäärä: _______________   **Aika [ ]:** _______________

☐ ☐ ☐ ☐ ☐ ☐

Kivun vakavuus

1	2	3	4	5	6	7	8	9	10

Liipaisimet

☐ Nälkä	☐ Unettomuus
☐ Kirkkaat valot	☐ Sairaus
☐ Kahvi	☐ Väsymys
☐ Stressi työssä	☐ Hajut / Tuoksut
☐ Stressi kotona	☐ Liike
☐ Väliin jääneet ateriat	☐ Silmien rasitus
☐ Ahdistus	☐ _______________

Avustustoimenpiteet

Lääkitys	
Vesi	
Nukkua	
Harjoitus	
Muut	
Muut	

Huomautukset: _______________

Migreeni lokikirja

Migreeni lokikirja

Migreeni lokikirja

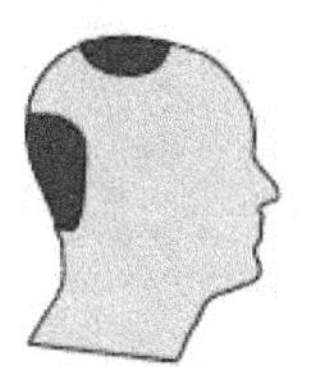

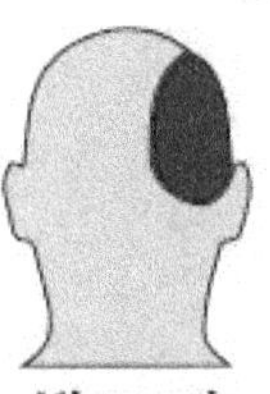

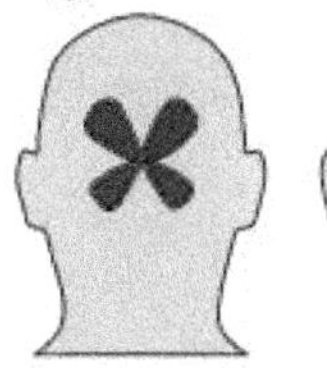

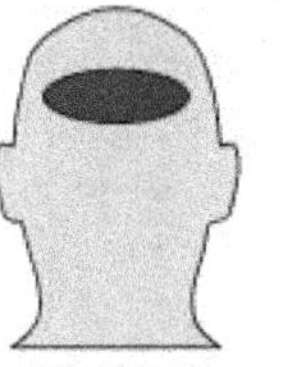

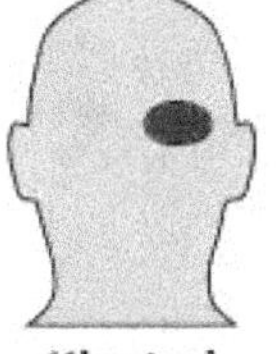

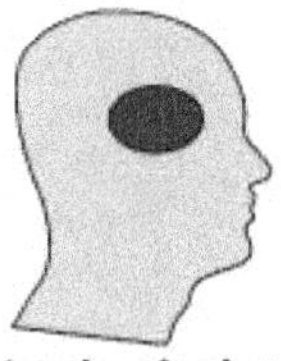

Päivämäärä: _______________   Aika [ ]: _______________ _______________

☐   ☐   ☐   ☐   ☐   ☐   🌡 _______________

Kivun vakavuus

1	2	3	4	5	6	7	8	9	10

Liipaisimet

☐ Nälkä   ☐ Unettomuus

☐ Kirkkaat valot   ☐ Sairaus

☐ Kahvi   ☐ Väsymys

☐ Stressi työssä   ☐ Hajut / Tuoksut

☐ Stressi kotona   ☐ Liike

☐ Väliin jääneet ateriat ☐ Silmien rasitus

☐ Ahdistus   ☐ _______________

Avustustoimenpiteet

Lääkitys	
Vesi	
Nukkua	
Harjoitus	
Muut	
Muut	

Huomautukset:

Migreeni lokikirja

Migreeni lokikirja

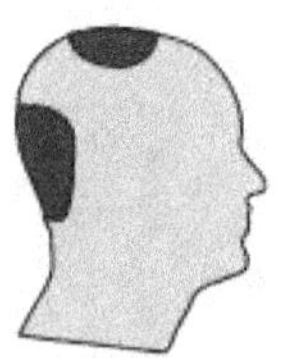 Kaula   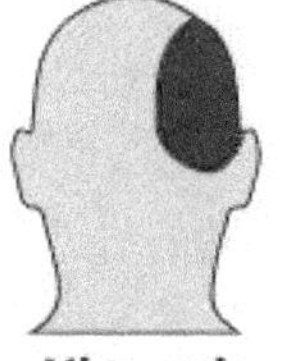 Migreeni   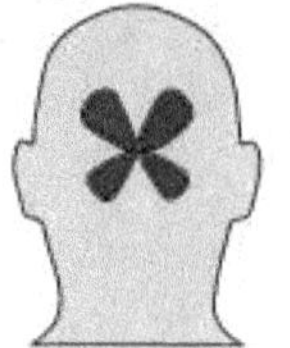 Poskiontelo   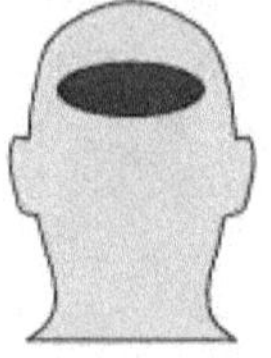 Jännitys   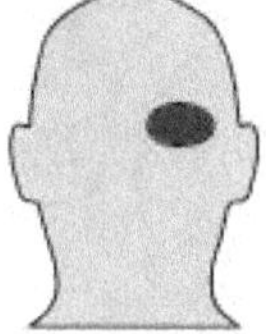 Klusteri   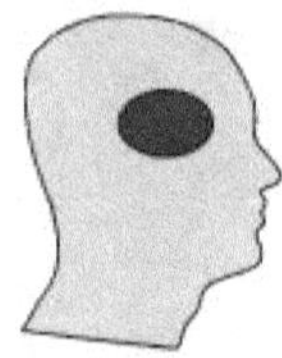 Leukanivelet

Päivämäärä: ______________   **Aika [ ]:** ______________ ______________

☐   ☐   ☐   ☐   ☐   ☐   ______________

Kivun vakavuus

1	2	3	4	5	6	7	8	9	10

Liipaisimet

☐ Nälkä	☐ Unettomuus
☐ Kirkkaat valot	☐ Sairaus
☐ Kahvi	☐ Väsymys
☐ Stressi työssä	☐ Hajut / Tuoksut
☐ Stressi kotona	☐ Liike
☐ Väliin jääneet ateriat	☐ Silmien rasitus
☐ Ahdistus	☐ ______________

Avustustoimenpiteet

Lääkitys	
Vesi	
Nukkua	
Harjoitus	
Muut	
Muut	

Huomautukset: ______________

Migreeni lokikirja

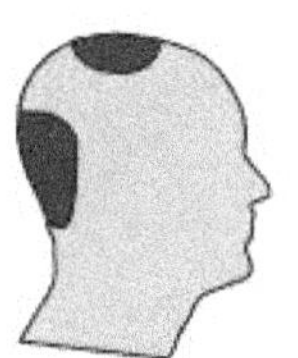 Kaula
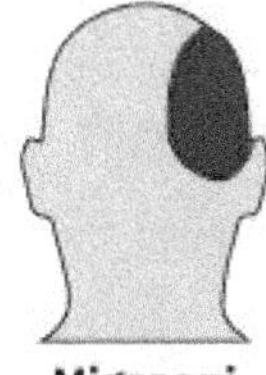 Migreeni
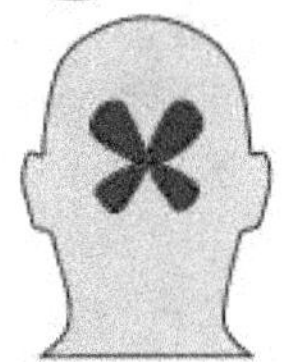 Poskiontelo
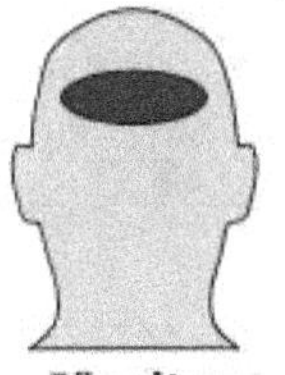 Jännitys
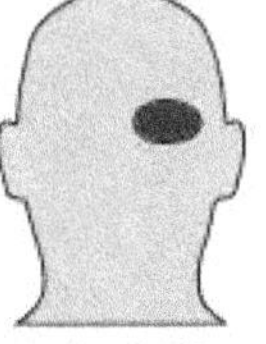 Klusteri
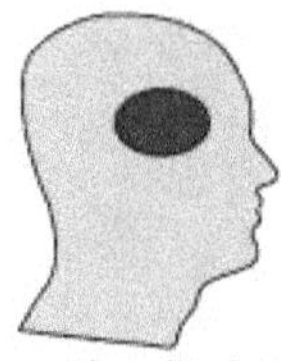 Leukanivelet

Päivämäärä: ___________   **Aika [ ]:** ___________   ___________

☐ ☐ ☐ ☐ ☐ ☐ 🌡 ___________

Kivun vakavuus

1	2	3	4	5	6	7	8	9	10

Liipaisimet

☐ Nälkä	☐ Unettomuus
☐ Kirkkaat valot	☐ Sairaus
☐ Kahvi	☐ Väsymys
☐ Stressi työssä	☐ Hajut / Tuoksut
☐ Stressi kotona	☐ Liike
☐ Väliin jääneet ateriat	☐ Silmien rasitus
☐ Ahdistus	☐ ___________

Avustustoimenpiteet

Lääkitys	
Vesi	
Nukkua	
Harjoitus	
Muut	
Muut	

Huomautukset:

Migreeni lokikirja

Migreeni lokikirja

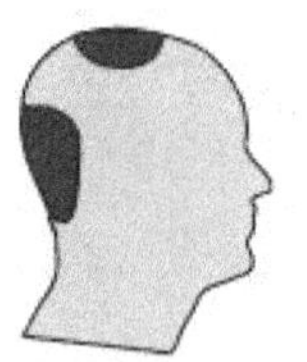 Kaula
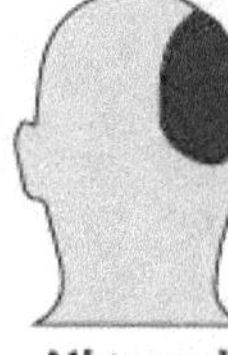 Migreeni
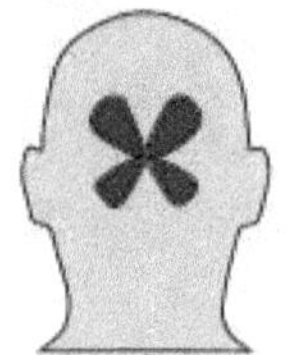 Poskiontelo
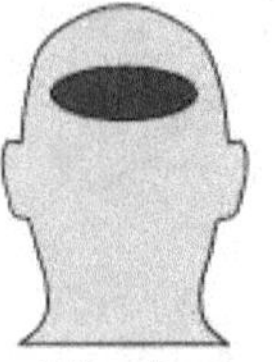 Jännitys
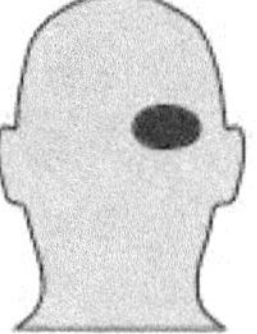 Klusteri
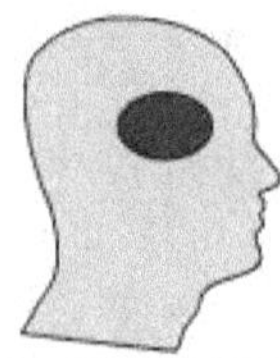 Leukanivelet

---

Päivämäärä: _______________ **Aika [ ]:** _______________ _______________

Kivun vakavuus

1	2	3	4	5	6	7	8	9	10

Liipaisimet

☐ Nälkä	☐ Unettomuus
☐ Kirkkaat valot	☐ Sairaus
☐ Kahvi	☐ Väsymys
☐ Stressi työssä	☐ Hajut / Tuoksut
☐ Stressi kotona	☐ Liike
☐ Väliin jääneet ateriat	☐ Silmien rasitus
☐ Ahdistus	☐ _______________

Avustustoimenpiteet

Lääkitys	
Vesi	
Nukkua	
Harjoitus	
Muut	
Muut	

Huomautukset: _______________

Migreeni lokikirja

Migreeni lokikirja

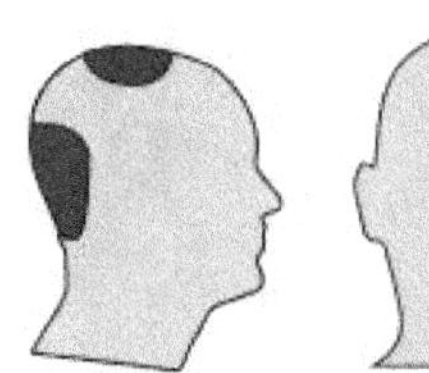 Kaula

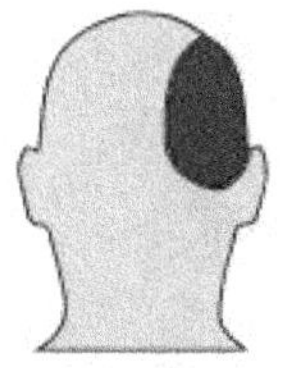 Migreeni

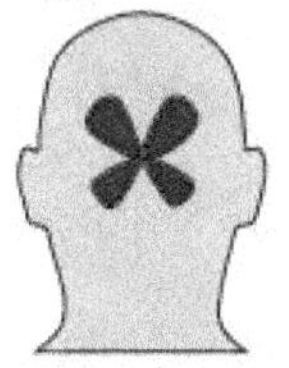 Poskiontelo

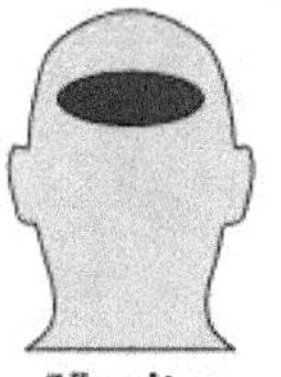 Jännitys

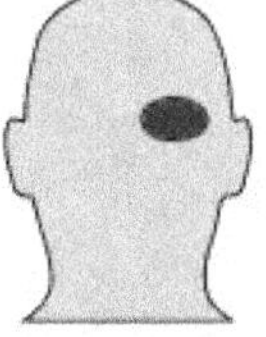 Klusteri

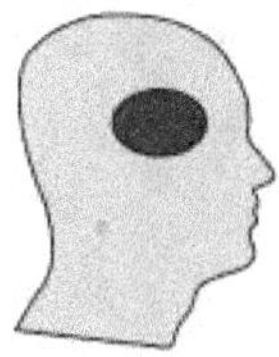 Leukanivelet

Päivämäärä: ______________ **Aika [ ]:** ______________ ______________

☐ ☐ ☐ ☐ ☐ ☐

Kivun vakavuus

1	2	3	4	5	6	7	8	9	10

Liipaisimet

☐ Nälkä

☐ Kirkkaat valot

☐ Kahvi

☐ Stressi työssä

☐ Stressi kotona

☐ Väliin jääneet ateriat

☐ Ahdistus

☐ Unettomuus

☐ Sairaus

☐ Väsymys

☐ Hajut / Tuoksut

☐ Liike

☐ Silmien rasitus

☐ ______________

Avustustoimenpiteet

Lääkitys	
Vesi	
Nukkua	
Harjoitus	
Muut	
Muut	

Huomautukset: ______________

Migreeni lokikirja

Migreeni lokikirja

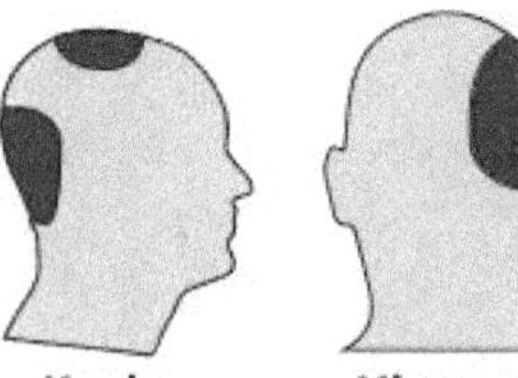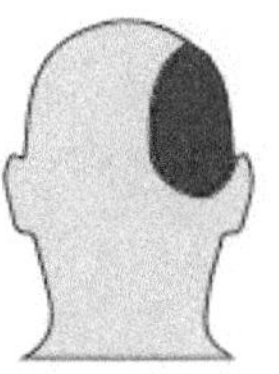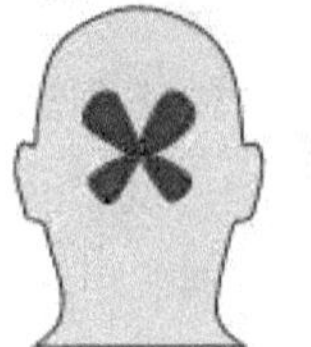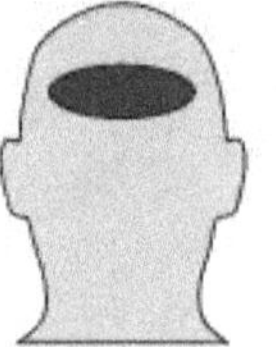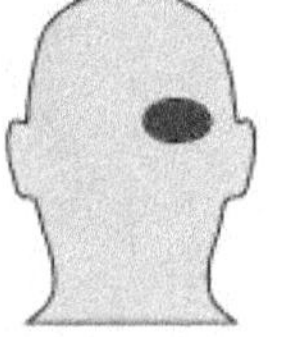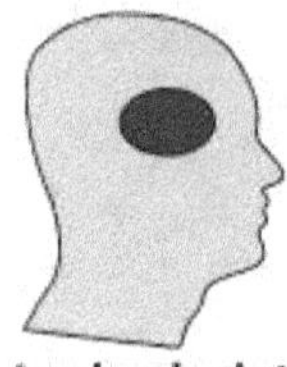

| Kaula | Migreeni | Poskiontelo | Jännitys | Klusteri | Leukanivelet |

Päivämäärä: _______________ **Aika [ ]:** _______________

☐ ☐ ☐ ☐ ☐ ☐ 🌡 _______

Kivun vakavuus

1	2	3	4	5	6	7	8	9	10

Liipaisimet

☐ Nälkä		☐ Unettomuus	
☐ Kirkkaat valot		☐ Sairaus	
☐ Kahvi		☐ Väsymys	
☐ Stressi työssä		☐ Hajut / Tuoksut	
☐ Stressi kotona		☐ Liike	
☐ Väliin jääneet ateriat		☐ Silmien rasitus	
☐ Ahdistus		☐ _______________	

Avustustoimenpiteet

Lääkitys	
Vesi	
Nukkua	
Harjoitus	
Muut	
Muut	

Huomautukset: _______________

Migreeni lokikirja

Migreeni lokikirja

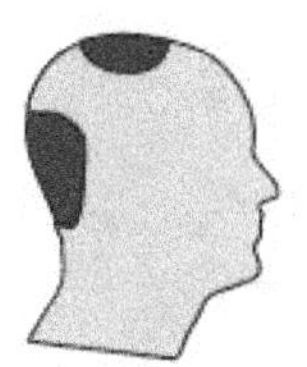 **Kaula**
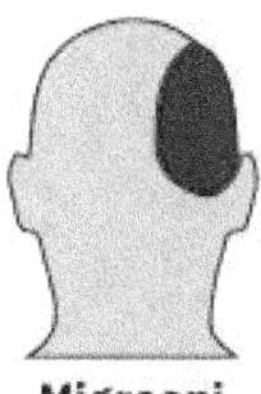 **Migreeni**
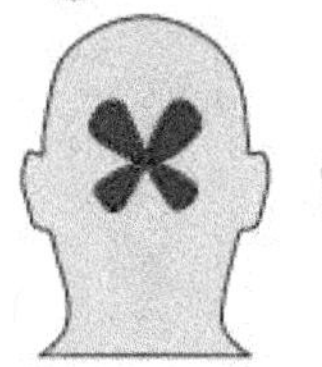 **Poskiontelo**
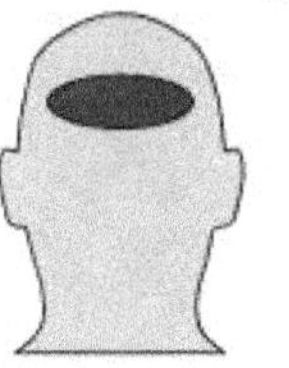 **Jännitys**
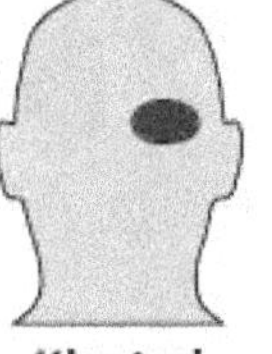 **Klusteri**
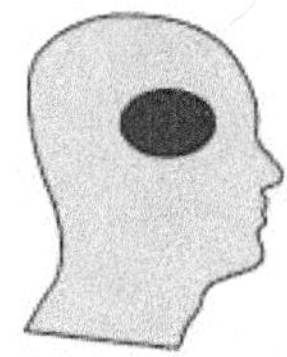 **Leukanivelet**

Päivämäärä: _____________   **Aika [ ]:** _________ _________

☀ ☐	⛅ ☐	🌦 ☐	🌧 ☐	🌧 ☐	🌨 ☐	🌡 _________

Kivun vakavuus

1	2	3	4	5	6	7	8	9	10

Liipaisimet

☐ Nälkä	☐ Unettomuus
☐ Kirkkaat valot	☐ Sairaus
☐ Kahvi	☐ Väsymys
☐ Stressi työssä	☐ Hajut / Tuoksut
☐ Stressi kotona	☐ Liike
☐ Väliin jääneet ateriat	☐ Silmien rasitus
☐ Ahdistus	☐ _____________

Avustustoimenpiteet

Lääkitys	
Vesi	
Nukkua	
Harjoitus	
Muut	
Muut	

Huomautukset: _______________________

Migreeni lokikirja

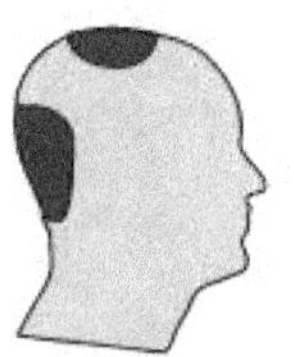 Kaula

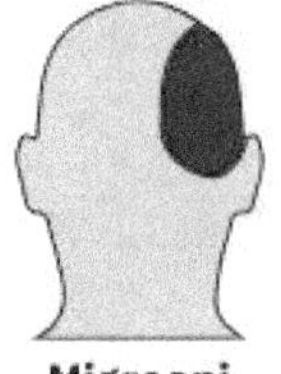 Migreeni

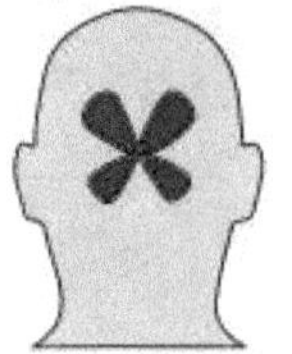 Poskiontelo

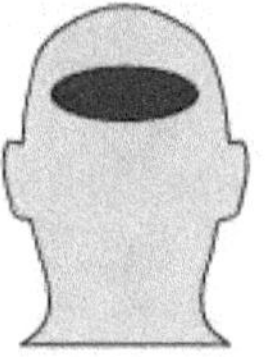 Jännitys

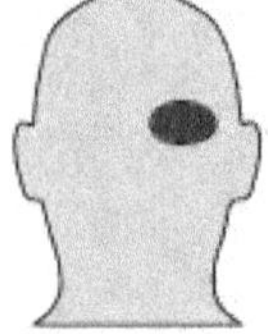 Klusteri

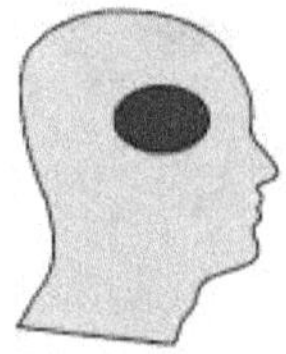 Leukanivelet

Päivämäärä: _______________   Aika [ ]: _______________

☐   ☐   ☐   ☐   ☐   ☐   _______________

Kivun vakavuus

1	2	3	4	5	6	7	8	9	10

Liipaisimet

☐ Nälkä ☐ Unettomuus

☐ Kirkkaat valot ☐ Sairaus

☐ Kahvi ☐ Väsymys

☐ Stressi työssä ☐ Hajut / Tuoksut

☐ Stressi kotona ☐ Liike

☐ Väliin jääneet ateriat ☐ Silmien rasitus

☐ Ahdistus ☐ _______________

Avustustoimenpiteet

Lääkitys	
Vesi	
Nukkua	
Harjoitus	
Muut	
Muut	

Huomautukset: _______________

Migreeni lokikirja

Migreeni lokikirja

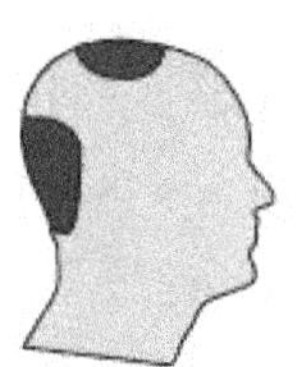
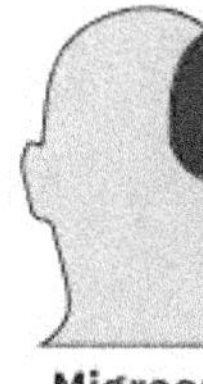
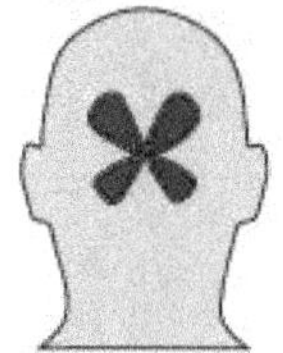
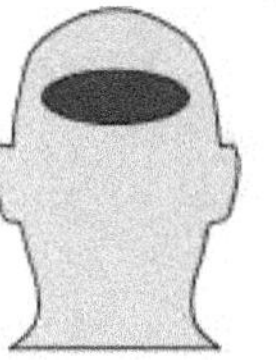
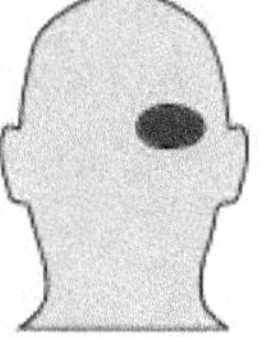
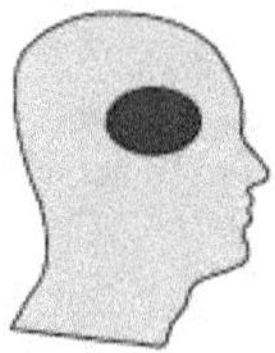

Kaula	Migreeni	Poskiontelo	Jännitys	Klusteri	Leukanivelet

Päivämäärä: _______________   **Aika [ ]:** _______________

Kivun vakavuus

1	2	3	4	5	6	7	8	9	10

Liipaisimet

☐ Nälkä	☐ Unettomuus
☐ Kirkkaat valot	☐ Sairaus
☐ Kahvi	☐ Väsymys
☐ Stressi työssä	☐ Hajut / Tuoksut
☐ Stressi kotona	☐ Liike
☐ Väliin jääneet ateriat	☐ Silmien rasitus
☐ Ahdistus	☐ _______________

Avustustoimenpiteet

Lääkitys	
Vesi	
Nukkua	
Harjoitus	
Muut	
Muut	

Huomautukset: _______________

Migreeni lokikirja

www.ingramcontent.com/pod-product-compliance
Lightning Source LLC
LaVergne TN
LVHW011028200726
843509LV00011B/1224